完全根治耳鼻喉疾病

【二〇二〇年增訂版】

｜眩暈｜耳鳴｜鼻過敏｜咳嗽｜打鼾｜

劉博仁醫師的營養療法奇蹟 ❹

耳鼻喉科名醫 劉博仁 著

目錄

Part 2 耳痛、耳鳴，小症狀大麻煩

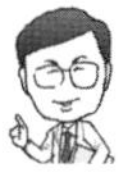

劉醫師小講堂

Part 4 食不下嚥，嘴巴出毛病真無奈

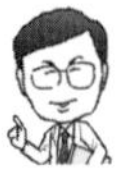

劉醫師小講堂

Part 5 有話難說，喉嚨卡住真難受

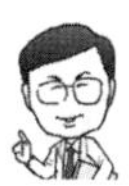

劉醫師小講堂

推薦序1　家庭必備耳鼻喉疾病健康指南

古書有云：「五臟常內閱于上七竅，五臟不和，則七竅不通也。」《莊子・應帝王》也說：「人皆有七竅，以視聽食息。」七竅，指的是眼、耳、鼻、口七孔，可見身體有沒有問題，耳鼻喉最知道，小病要及早發覺，以免錯失治療良機。對耳鼻喉科而言，就是「五臟不和，則七竅不通」的醫療領域，不通即是生病了。

換句話說，一些重大疾病有可能先反應在耳鼻口。例如耳鳴原因很多，有可能是鼻咽癌或腫瘤的警訊；鼻塞、流鼻血，可能是鼻咽癌、鼻竇癌的前兆；喉嚨有異物感，可能是咽喉癌、食道癌的症狀；聲音沙啞，可能是喉癌、肺癌的現象。當然還有一些小毛病，可以透過藥物治療和生活習慣的改變，就可以獲得很大的症狀改善。

本書最具特色是不用深奧的醫學理論，來解說疾病的原因，而是用故事說病情，以病情做衛教，像是書中提及年輕小姐因口臭而難於啟口，原來不同口臭是反應身體不同的疾病；一位才十五歲的青少年重聽程度如同老年人，原來是每天帶耳機聽重金屬音樂造成內耳神經受損，書中更提醒讀者小心暴露在噪音環境的時間上限，以免內耳神經遭到傷害。

劉醫師醫術精湛，加上後來進修營養醫學、排毒療法等整合醫學，其心得與經驗都運用在本書中，並針對各種不同的耳鼻喉頭頸科疾病，提供生活處方和營養醫學處方來幫助病人改善病情，幫助患者自我保健。

劉博仁醫師目前擔任台中市澄清醫院中港院區耳鼻喉科主任、營養醫學門診主任、睡眠醫學中心主任，曾榮獲《商業周刊》百大良醫專刊推薦醫師，已出版《過敏，不一定靠藥醫》、《營養醫學抗癌奇蹟》、《疾病，不一定靠「藥」醫》等書，今再出版新作《完全根治耳鼻喉疾病：眩暈、耳鳴、鼻過敏、咳嗽、打鼾》，著實造福有耳鼻喉疾病、症狀或耳鼻喉已透露重大疾病警訊卻不自知者，也適合家庭中主要的居家照護者來閱讀，絕對是一本家家必備耳鼻喉科疾病預防、治療、照護全方位健康指南，本人樂予為序。

澄清醫院中港院區院長

張金堅

推薦序2 全方位的耳鼻喉預防保健實用手冊

台中澄清醫院中港院區耳鼻喉科劉博仁主任是一位非常著名的醫師，不僅被《商業周刊》票選為台灣百大良醫之一，更在耳鼻喉科長期執業中擁有豐富經驗。

難能可貴的是，劉醫師除了耳鼻喉科專長外，同時廣泛深入研究營養醫學及睡眠醫學，並著有《營養醫學抗癌奇蹟》、《過敏，不一定靠藥醫》、《疾病，不一定靠「藥」醫》等三本著作，深獲廣大讀者好評。他更在澄清醫院成立了獨一無二的營養醫學門診，每每掛號總得預約將近半年，可見受歡迎的程度。

台灣耳鼻喉科疾病中文書籍很少，多數是提供耳鼻喉科醫師的專業用書，內容總有許多專有名詞及看不懂的解剖結構或疾病成因。

有鑑於此，劉醫師特別精選耳鼻喉科臨床上最常見症狀，以生動的文字分別談眩暈、耳朵、鼻子、口腔咽喉以及睡眠等相關話題，並淺而易懂的描述出各項疾病成因症狀、就醫注意重點、不同症狀治療方式及療效，並提出主流西醫各種治療方法之外，可供讀者自我保健的自然營養醫學處方，遇到專有名詞時，再輔以「劉醫師小講堂」來畫龍點睛，教讀者正確擊退各種耳鼻喉疾病。

本書可說是非常實用的健康保健用書，相信本書的出版，必定會再次引起轟動，我深以此優秀學弟為榮，也樂為之序。

台灣耳鼻喉科醫學會前副理事長

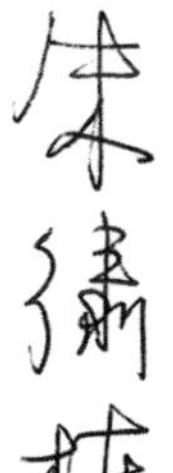

作者序　一位耳鼻喉科醫師的真心建言

許多人對於耳鼻喉科醫師的第一印象，就是感冒流行季節，耳鼻喉科診所門庭若市的景象。喉嚨痛？一定要找耳鼻喉科醫師抹個藥；鼻塞了？請耳鼻喉科醫師通一下鼻子；耳朵聽不見了，請耳鼻喉科醫師清一下耳垢；其實，耳鼻喉科醫師診治的疾病很多樣化，絕對不是只有上述雕蟲小技。耳鼻喉科全名應是耳鼻喉頭頸外科，舉凡所有耳疾、鼻病、咽喉感染、頸部腫瘤、睡眠呼吸中止症等等，都是耳鼻喉科醫師的範圍。

我因為經歷過耳鼻喉科、家庭醫學科及睡眠專科醫師訓練，又主修營養自然治療學在各項疾病的應用，因此在寫這本《完全根治耳鼻喉疾病：眩暈、耳鳴、鼻過敏、咳嗽、打鼾》時，除了希望能讓讀者了解耳鼻喉科各類疾病的來龍去脈，以及主流醫學的各種治療方法以外，更加入本人平時專長的營養保健療法，以提供讀者自我預防、保健的常識。

這本書的前言，一開始就為各位讀者闡述耳鼻喉科疾病背後可能隱藏著重大疾病的線索，然後接下來分為五大章節，依序談暈眩、耳朵、鼻子、口腔咽喉、聲音以及睡眠相關話題。如果讀者容易眩暈，就請看 Part 1「天旋地轉，眩暈該怎麼辦？」，我將告訴各位頭暈的原因有哪些？何時該看急診？還有如何擊退梅尼爾氏症、高血壓、偏頭痛的自然營養療法處方箋。

Part 2 談到「耳鳴、耳痛」問題。如何治療惱人的耳鳴？什麼是突發性耳聾（耳中風）？小朋友中耳積水一定要開刀嗎？如何自我評估聽力的好壞？如何預防搭飛機耳痛？如何選配助聽器？都有鉅細靡遺的解說。

Part 3 則提到如何「當個好鼻師」。我會告訴大家，經常流鼻血怎麼辦？鼻塞不一定是鼻息肉增生，市售鼻黏膜去充血噴劑為何不可長期使用？如果要接受鼻腔手術，鼻腔手術法大公開該章節，將會為您釐清所有疑惑。另外，還會告訴您擊退鼻過敏的自然營養療法處方箋，有關洗鼻子的方法及技巧，還有罹患鼻咽癌的成因、治療、營養保健法則等等。

許多人為了常常嘴破而痛苦不堪，在 Part 4 當中，我會告訴讀者擊退復發性口腔潰瘍的自然營養療法處方箋，而口臭問題會造成人的自卑，所以擊退口臭全功略，也會奉送給讀者。當然，口腔癌的成因、治療以及保養之道，也有詳細的交代。

臭乳呆一定要剪舌繫帶嗎？聲音沙啞一定是喉嚨長繭嗎？在 Part 5 當中，我會告訴大家聲音保健之道。胃酸食道逆流已經是新的國民病，在大家隨便買胃藥解決胃痛的今日，我將告訴大家擊退胃酸逆流之自然營養療法處方箋。另外，罹患咽喉癌一定要把喉嚨全部切掉嗎？感冒咳嗽找醫生洗喉嚨對嗎？脖子長了腫塊，是好是壞，我都會教您初步判斷法則。

在Part 5當中，我將最熱門的打鼾問題以及睡眠呼吸中止症，也為讀者作一介紹，希望大家夜夜好眠，枕邊人也不再憂鬱。我還跟各位讀者分享減肥與減鼾的自然營養療法處方箋。

一位熟識的醫師朋友曾問我，出這麼多書是誰幫你打字？誰幫你整理資料的？其實我寫的書，都是參考許多論文資料，自己一個字一個字敲著鍵盤整理出來的。說真的，如果沒有家人的支持，以及新自然主義出版公司發行人洪美華、總編蔡幼華、行銷副總張惠卿的鼓勵，加上讀者的回饋，我是沒有動力寫下去的。

寫這本書絕不是希望讀者都來找我看病，因為台灣醫界優秀的醫師太多了；這本書也不是耳鼻喉科的教科書；我認為，這本書是給讀者有關耳鼻咽喉疾病知識的平安書，也是給想了解耳鼻喉疾病療法的醫療從業人員參考書。最後敬祝大家耳鼻咽喉一路暢通，永遠保健康。

台中市澄清醫院中港院區耳鼻喉科、睡眠醫學中心、營養醫學門診主任

劉博仁

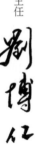

閱讀之前

3分鐘測出你的耳鼻喉IQ指數！

小孩流鼻血時頭要往後仰嗎？鼻頭長痘痘，用手擠壓可以嗎？吃飯不小心卡到魚刺，用力吞一口飯嚥下去就好？鼻塞時到藥房買鼻噴劑很有效？小朋友中耳積水是因為洗頭時不小心進水？以上關於耳鼻喉科的常識，你都有正確觀念嗎？在閱讀本書之前，請先自我檢測一下！

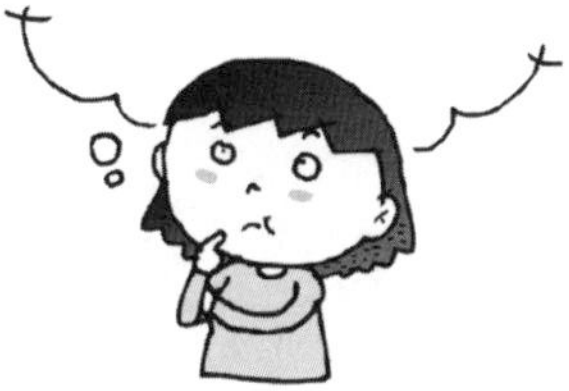

Q1

耳屎一般沒有功能，能挖乾淨就挖乾淨？

A：錯

不要小看耳屎喔，它是有生理功能的，包括可以吸附灰塵或骯髒的微小粒子，更棒的是，耳屎含有溶解酶，混合了皮脂腺分泌的脂肪酸，會產生微酸抗菌的環境，讓外耳道不易感染細菌或黴菌。另外，耳垢對外耳道皮膚還有防水保溼的功能，若沒有了耳垢，外耳道皮膚會相當乾燥，且嚴重發癢。

耳垢會自動向外移行清除，加上前述的功用，所以不用刻意挖。除非耳垢自動清除功能變差，有可能產生耳垢卡緊栓塞，此時再找耳鼻喉科醫師幫忙取出就可以了。

Q2

我最近耳鳴很嚴重，聽說吃銀杏有效，可以先買些銀杏來服用看看？

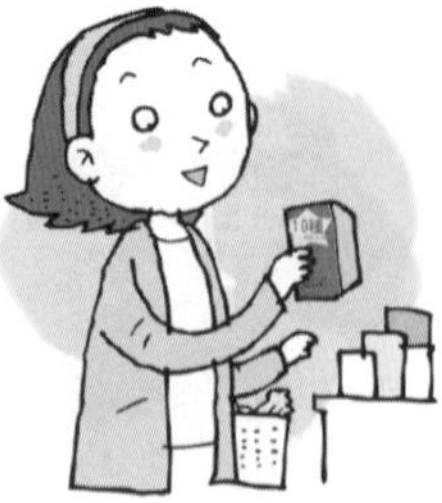

A：錯

與耳鳴有關的疾病相當多，包括外耳炎、耳道異物、耳垢過多、耳膜穿孔、中耳積水、慢性中耳炎、珍珠瘤、耳咽管阻塞或是過度開放、耳朵附近組織有血管變異或血管瘤、耳咽管或咬合顳顎關節附近的肌肉收縮、老年退化性感音性聽障、外淋巴瘻管、藥物誘發性耳鳴（如抗生素gentamicin、streptomicin、kanamicin、阿斯匹靈、化療藥物等）、高血脂症、高血壓、梅尼爾氏症等等，不過我們最擔心的是突發性耳聾或是腫瘤性耳鳴，包括鼻咽癌或是腦部聽神經瘤或其他小腦橋腦角腫瘤所造成的耳鳴，所以一旦發生耳鳴，建議先找耳鼻喉科醫師檢查確認原因，排除上述疾病可能之後，再服用銀杏也不遲。

Q3

當小朋友流鼻血時，應立刻將他鼻頭捏住、頭往後仰，約莫五分鐘後就不流鼻血了。

A：錯

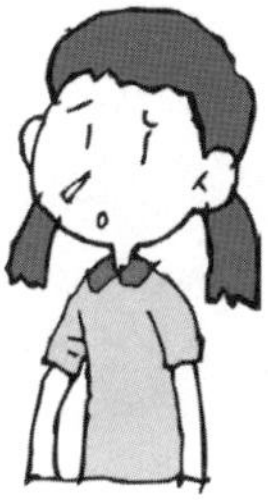

其實大部分（九成以上）的鼻出血是良性的，且幾乎都發生在鼻孔入口內一公分左右居多，小孩更是如此。遇到急性流鼻血的時候千萬不要慌亂，因為越慌張會造成病人緊張，此時可以叫病人半坐臥，頭向前傾，放輕鬆，千萬不要躺平或頭全部後仰，因為這樣就無法評估病人出血嚴重度，且因血液會從鼻腔到口腔再吞入胃中，若大量出血，反而會刺激胃壁黏膜造成嘔吐，不但增加病人不適，有時還會誤以為是胃出血。

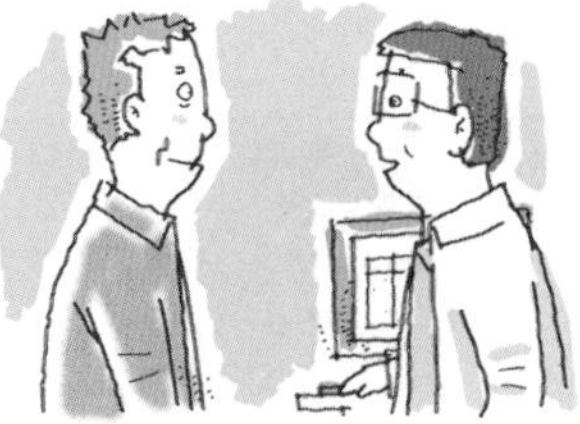

Q4

脖子一旦長了不明腫塊，最好先看耳鼻喉專科醫師來做診斷。

A：對

脖子長硬塊要先看耳鼻喉科，因為耳鼻喉科的全名是「耳鼻喉頭頸外科」。每一位耳鼻喉住院醫師在養成過程中，有關頸部腫瘤的診斷以及手術訓練都是必須的，所以對於頸部的解剖相當清楚。加上頸部腫塊有許多是鼻咽癌、口腔癌、下咽癌、喉癌等處癌症轉移到脖子的淋巴結，所以一定要由耳鼻喉科醫師先以軟氏纖維咽喉內視鏡檢查這些地方黏膜，如果懷疑是鼻咽或是咽喉長腫瘤，則應該先在鼻咽以及咽喉處切片，而不是先在頸部開刀。尤其是鼻咽癌，鼻咽癌是以放射治療為主，如果在頸部貿然開刀，反而會影響預後。

Q5

小朋友說話咬字不清楚，也就是所謂「臭乳呆」，應趕快找醫師剪舌繫帶，講話才會清楚。

A：錯

小朋友有咬字或是說話不清的狀況時，應先評估有無聽力異常的情形，如果聽力正常，大多數咬字不清是構音異常，而構音異常真正適合接受剪舌繫帶手術的孩童不到五%，九五%的孩童，只要轉介給語言治療師做語言評估及矯治，通常就OK了。

舌繫帶異常的情況有二種，包括薄卻稍短的舌繫帶，也就是一般臨床所稱的「舌繫帶過短」，另外就是舌下黏連，此時舌頭完全固定在口腔底部，無法捲舌或伸舌，這樣發音當然會困難。一般如果舌尖能伸出到上下唇之間，舌繫帶手術就應該免了，假使真的有舌繫帶過短的情形，才需要安排手術。

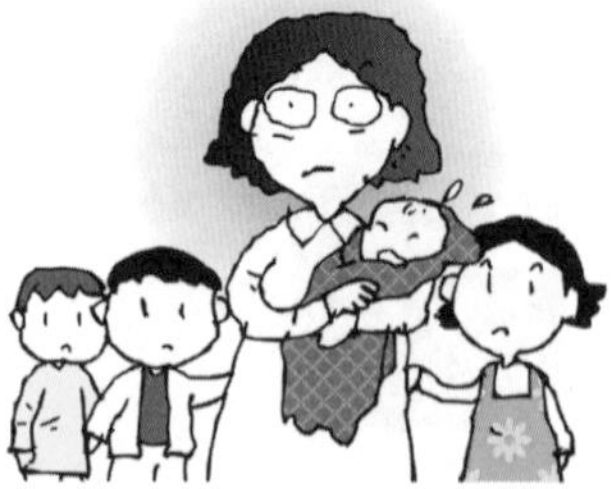

Q6

聽說打呼可能會伴隨重大疾病併發症，所以應該找睡眠專科醫師檢查。

A：對

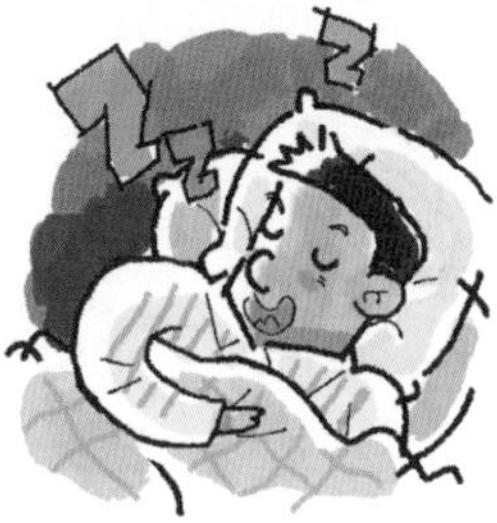

打呼，有可能會合併睡眠呼吸中止症（Sleep Apnea），其定義是每小時五次以上，每次超過十秒的淺呼吸或是呼吸中止。

最可怕的是它併發症太多了，包括：心臟病、高血壓、冠心病、心律不整、心肌梗塞、心因性猝死、中風、記憶力及認知功能衰退、頭暈、眩暈、肥胖、脂肪肝、高膽固醇、高三酸甘油酯、胰島素阻抗增加、血糖上升、高尿酸血症、白天嗜睡、開車易發生車禍、男性陰莖血管硬化導致勃起障礙等等，甚至罹患腦瘤、皮膚癌等腫瘤機率上升，所以千萬不要小看打呼，如果打呼很嚴重，應該找睡眠專科醫師診斷有無睡眠呼吸中止症。

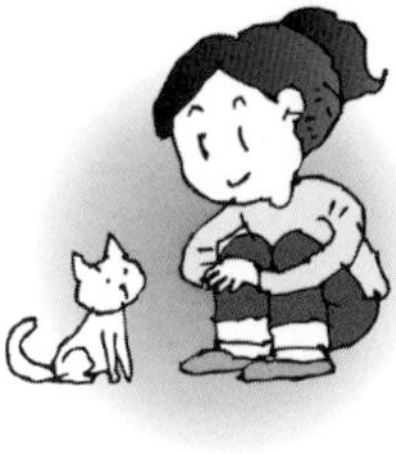

Q7

小朋友中耳積水大多數是因為游泳或是洗頭耳朵進水引起的。

A：錯

我們的耳朵可分為外耳、中耳及內耳，中耳與外耳間有一層耳膜隔開，因此中耳積水與游泳或洗頭耳朵進水是沒有關係的。中耳與鼻腔鼻咽部有一耳咽管（即歐氏管）相通，小孩子的耳咽管較成人的水平且比較短，因此有感冒或其他上呼吸道感染時，細菌或病毒很容易經由耳咽管進入中耳腔，引起發炎以及積水。一旦產生小兒中耳積水，時間過久未及時處理的話，可能會造成小朋友聽損，進而影響語言學習能力，所以千萬別輕忽。

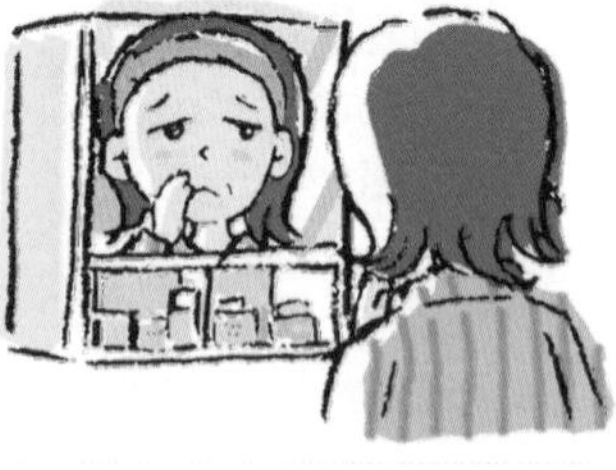

Q8

鼻頭長痘痘，或是鼻孔有傷口，有時候化膿，可以用手擠一擠，膿就擠出來了。

A：錯

臉部鼻子兩側各有一條顏面靜脈，它正常的血液走向是向下向頸部的內頸靜脈回流，可是其上端靠近兩眼內側的角靜脈，血液是可以向腦內大靜脈海綿竇回流的，所以只要外鼻部有感染，細菌就有機會向腦內竄入，因此醫學教科書上將這顏面靜脈圍住的外鼻及上唇稱作「顏面危險區」；又因為呈三角形狀，故稱為「危險三角區」。危險三角區區域的感染，包括看得到的外鼻或上唇區的傷口、青春痘，到鼻孔內的鼻毛毛囊炎，只要這區域發生感染，再加上外力擠壓，就可能造成細菌擴散，產生腦炎或是腦膿瘍等嚴重併發症。

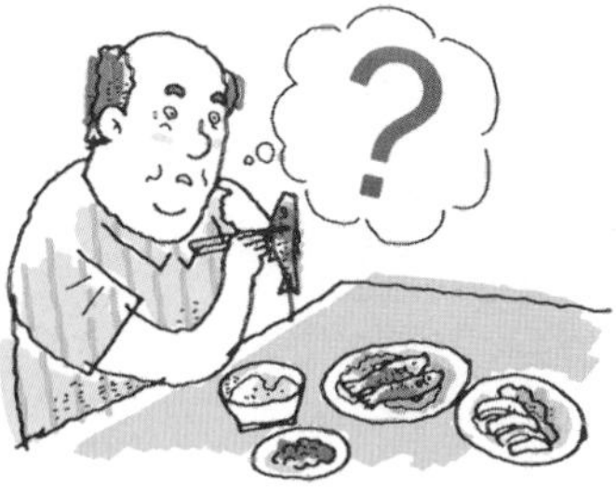

Q9

喉嚨一旦卡到魚刺，就大口吞飯，要不然喝一些醋，魚刺就有機會化掉，不必去找醫生。

A：錯

咽喉中的異物包括魚骨頭、雞骨、鴨骨、假牙、硬幣、海鮮殼、檳榔渣等皆有可能。如果喉嚨中有東西卡住，絕對不要想靠吞飯順便將異物吞下，這樣有可能讓異物越卡越深。另外，喝醋或是民間俗稱的「化骨符水」偏方，不但不會溶化異物，反而會造成黏膜腐蝕，所以，咽喉中若有異物，應該立刻送醫，醫師會用異物夾夾出。

另外，如果異物進入食道，造成食道破裂穿孔的話，也可能會引發致死風險的胸部縱隔腔炎。我曾碰過一個患者，喉嚨卡到魚骨頭時，想藉由猛吞飯將魚刺吞下去，結果魚刺刺穿咽喉，導致整個深頸部內感染化膿，膿水一直竄到胸縱膈腔內，開了三次大刀，住院住了三十天才痊癒出院，真的很可怕，所以千萬不要輕忽。

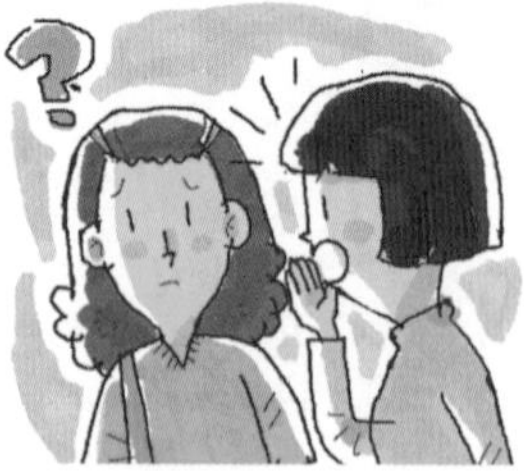

Q10

我經常鼻塞，有人說應該是長鼻息肉。藥局建議我噴一種鼻噴劑，噴了之後鼻子馬上會通，我可以自行在家長期噴這類鼻噴劑。

A：錯

有時候患者自己在家拿手電筒照自己鼻孔，發現鼻孔內有一顆紅紅的肉，就以為那是鼻息肉，這是錯誤的，其實那只是下鼻甲肥厚造成的肥厚性鼻炎，而真正的鼻息肉是鼻腔內原本不該存在，但是因為體質過敏或是長年刺激等因素，長出的乳白水透樣增生性組織。換句話說，有沒有長鼻息肉，必須靠耳鼻喉科醫師用鼻內視鏡檢查才能確診。

另外，藥局賣的鼻噴劑，一般是鼻黏膜去充血噴劑，又稱鼻黏膜血管收縮劑，這種噴劑是不可以長期使用的，有些患者鼻塞就噴一下，覺得效果相當好，所以經常連續使用數週甚至數年，等到就醫時已成「藥物性鼻炎」，那就不得不開刀了。反而在醫師指示下長期使用鼻腔類固醇噴劑是相對安全的，很少會有全身性副作用。所以千萬不要自己做醫生，自行診斷，自行用藥。

前言

小心！被忽略的耳鼻喉症狀，常是重大疾病警訊！

從一個病人的睡眠呼吸中止症談起

一名護理師的先生被「請」到我的診間，身型肥胖的他，一坐下來就抱怨說自己沒什麼大問題，只不過偶爾有些頭暈，幹麼那麼大驚小怪的。

可是他的太太並不這麼想，因為她發現他先生最近睡覺時呼吸聲音好大，鼾聲像打雷，可能有睡眠呼吸中止症，而且高血壓雖然已吃藥控制，卻仍然不穩定，希望我能幫她先生安排睡眠檢查（也就是多項睡眠呼吸生理檢查，簡稱 PSG，見 Part 5）。

身高一七〇公分的他，體重九十七公斤，BMI 為三三・五六（一般正常 BMI 介於一八・五至二四之間）。一天一包菸，偶爾喝些紅酒，其他病史還包括膽固醇過高。從他的基本資料及再明顯不過的鮪魚肚來判斷，他絕對是「新陳代謝症候群」的候選人。

鼻塞不是習慣而是噩耗

由於他睡覺時經常鼻塞，儘管自己覺得已經習慣了，但這種事可不能當「習慣」，於是我用軟式鼻咽腔內視鏡（一種鼻內視鏡，在專業耳鼻喉科醫師的操作下，可以輕易看清楚鼻腔、鼻咽和咽喉）一探究竟。結果發現，這位先生的鼻竇出口充滿黏液，鼻中膈彎曲，下鼻甲肉（和一般說的鼻息肉不同）肥大。至於舌根，更是不得了。肥大的舌根占據整個咽喉，用力吸氣時，整個咽喉會塌陷，換句話說，睡覺時呼吸一定阻塞得更嚴重。

他的狀況就像是在公路上開著汽車，路上無障礙物時，可以一路暢通無阻，一旦路上出現兩顆大石頭，就非得下車搬開石頭，才能暢快通行。對這名患者來說，影響呼吸順暢的第一顆大石頭是慢性鼻炎合併鼻中膈彎曲；第二顆大石頭就是舌根過度肥大。長期下來，會導致心臟以及腦血管缺氧，難怪無法控制高血壓。

「應該會頭暈吧？」我問。

「你怎麼知道？我還會耳鳴呢。」他回答。

事實上，這症狀不難判斷。因為人體內耳的構造相當精細，負責我們的聽力以及平衡，我發現很多眩暈耳鳴患者都是因為內耳循環欠佳，增加頭暈機率，容易出現睡眠不好，白天精神不濟的情況。

輕忽耳鼻喉症狀的災難

根據臨床統計，如果鼻塞加上肥胖，罹患阻塞型睡眠呼吸中止症的機率就會增高，不只高血壓，以後還有極高機會出現心律不整、冠心病、中風、二型糖尿病、陰莖勃起障礙、憂鬱症、認知功能障礙等併發症。

於是我幫他安排了PSG、聽力檢查、鼻竇電腦斷層（因為鼻竇X光有陰影），結果發現，他果然罹患重度睡眠呼吸中止症，一小時高達六十五次呼吸暫停，最低血氧濃度降到六〇%，這代表最長呼吸暫停可能達到兩分鐘。試想，如果要你憋氣兩分鐘，有可能嗎？但這名患者在睡眠中卻長期如此，未來勢必增加中風或是心臟疾病機率。另外，電腦斷層也顯示，他有嚴重的鼻竇炎，而且聽力檢查發現二耳聽力值已經損失到四〇分貝（正常值為

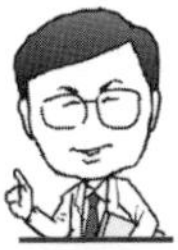

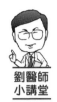

劉醫師小講堂

代謝症候群與耳鼻喉疾病大有關係

什麼是「新陳代謝症候群」呢？根據國民健康署的定義，只要符合下列三項或三項以上條件，就是代謝症候群的患者。

❶男生腰圍大於等於九〇公分，女生腰圍大於等於八〇公分，或是BMI大於等於二七kg／㎡。

❷三酸甘油酯大於等於一五〇mg／dl。

❸高密度膽固醇男性小於四〇mg／dl，女性小於五〇mg／dl。

❹收縮壓大於等於一三〇mmHg或舒張壓大於等於八五mmHg，或是有使用降血壓藥物。

❺空腹血糖大於等於一〇〇mg／dl，或是使用降血糖藥物。

相信有些讀者看到這兒，會忍不住翻到書封，想看一下自己到底是在看耳鼻喉科的健康書還是代謝症候群的健康書，別懷疑！其實兩者是有相關的。

因為肥胖，增加了得到睡眠呼吸中止症的機會，而且肥胖會增加胃酸逆流機率，造成咽喉反射疾病（LPR），也就是因為胃酸跑到喉頭聲帶，造成聲音沙啞、咳嗽甚至氣喘，或刺激鼻咽黏膜，造成鼻涕倒流、鼻咽炎、慢性中耳炎。

此外，代謝症候群也會讓血管容易受傷（嚴格來說，應該是血管內皮，也就是內襯），造成末梢循環不良，容易併發眩暈、耳鳴、突發性耳聾（俗稱耳中風）等症狀。可見代謝症候群和耳鼻喉相關疾病，有相當大的關係。

二五分貝以下）。於是我建議他先進行鼻竇炎內視鏡微創手術，之後再檢測PSG，如果仍維持重度中止症，則應該配戴睡眠呼吸正壓儀（CPAP）。可是他並不認為有急迫性，所以只希望先吃藥緩解症狀。

半年後，他又來找我了。和我預期的一樣，這期間內，他輕度腦中風，希望我盡快幫他處理耳鼻喉的問題。他懊悔的說，早知道就聽你的話了，但「千金難買早知道」，如今他雖然很願意配合我的治療，但是已留著中風後行動不便的後遺症。經過半年鼻腔手術，加上營養運動療法，如今他已成功減重十五公斤，而且配合使用CPAP，血壓完全得到控制並恢復正常，且白天工作效率提升，開車也不大會打瞌睡，和過去實在天差地別。

耳鼻喉常透露重大疾病蛛絲馬跡

其實我不會算命，但從患者的臨床症狀，的確可以看到蛛絲馬跡。根據二〇一四年四月美國睡眠醫學會出版的《臨床睡眠醫學期刊》（Journal of Clinical Sleep Medicine）論文，一項追蹤二十年的研究顯示，中、重度阻塞型睡眠呼吸中止症患者，死亡機率比一般人高四倍；中風機率則上升近四倍，罹癌風險也增加二•五倍，癌死亡風險則上升約三倍。這些都是科學的證據，證明了從患者症狀可以推斷出的可能病情發展。

除了打鼾、呼吸中止症可能提高中風機率之外，有些人可能因為聲音沙啞、胸悶睡不好來求診，就耳鼻喉科醫生來看，這患者很可能是胃酸食道逆流所引起。至於現代人常出現的眩暈、鼻過敏，看似沒什麼大問題，但其實若不好好檢查，或許就是中風、高血壓的前兆。這不是醫師會算命，而是很多重大疾病的初期症狀，可以從我們的耳鼻喉透露出蛛絲馬跡。只要患者多留心、醫師多警覺，大多可以早期發現，及早治療，降低引發重大疾病的風險。

西醫＋營養醫學，有效治療及預防

身為醫師，我有幾分證據，就說幾分話，在這本書中，除了介紹耳鼻喉科臨床上常見症狀，為各位讀者解惑外，更希望讀者能透過此書，了解隱藏在耳鼻喉症狀後面的重大疾病風險。例如大家最擔心的：怎樣的頸部腫塊是鼻咽癌前兆？嘴巴破一定是口腔癌嗎？頭暈目眩是腦中風徵兆嗎？突發性耳聾到底有沒有辦法醫？為什麼有的耳膜破掉可以補救，有的聽力損傷就再也「回不去了」呢？透過這本書，希望可以幫助大家釐清常見的耳鼻喉錯誤迷思，藉由了解「耳鼻喉」症狀，更容易發現身體所傳達出來的警訊。

更重要的是，我在此書中，會針對不同疾病提出除了主流西醫以外，讀者可以自我保健的自然營養醫學處方，像是如何透過生活及營養處方來改善眩暈症、高血壓、口腔潰瘍等等，如果你正在進行鼻咽癌、口腔癌的治療，相信本書的營養處方，也能幫助你減緩放化療所帶來的身體傷害，減緩甚至斷除癌症及其後遺症所帶來的困擾。

本書從器官與疾病的關係來分章節，你可以從自身關心的疾病警訊開始看，也可以逐頁閱讀，幫助你對耳鼻喉專科相關疾病有更進一步的認識。我更希望，每個讀者都可以運用我在書中所建議的生活及營養處方，提升治療的效果，甚至達到提早預防的目的，擁有健康美好的人生。

本書精彩內容速查表 ①

耳鼻喉科
最常見的 12 大錯誤迷思

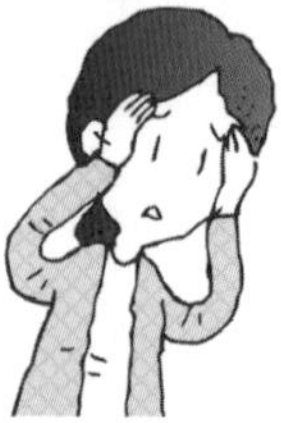

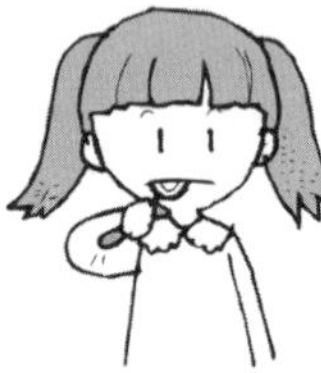

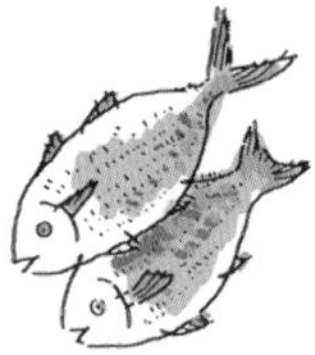

本書精彩內容速查表 ②

你一定要知道！隱藏在耳鼻喉科症狀後的風險

	症狀	風險	頁碼
1	頭暈或是眩暈	腦中風、腦腫瘤	P041
2	聽力下降	耳中風	P070
3	耳鳴	腦腫瘤、鼻咽癌	P076
4	鼻塞、流鼻血	鼻咽癌、鼻竇癌	P142
5	聲音沙啞	喉癌、肺癌	P182
6	吞嚥困難、喉異物感	咽喉癌、食道癌	P194
7	脖子長硬塊	可能是鼻咽癌、口腔癌、甲狀腺癌、腮腺癌、轉移癌	P208
8	打呼、睡眠呼吸中止症	中風、心臟病、記憶力減退	P229

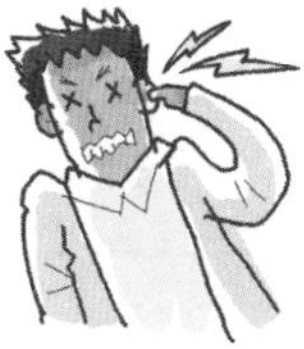

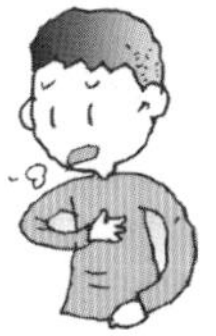

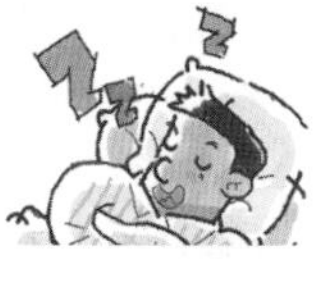

耳鼻喉疾病
自然營養處方箋

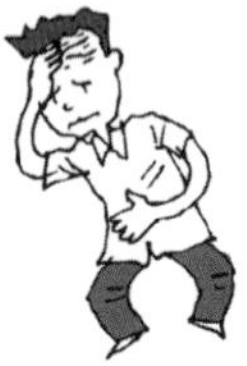
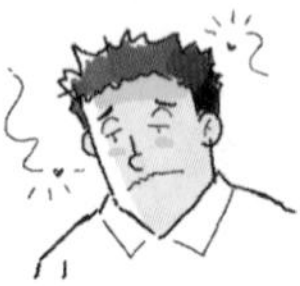
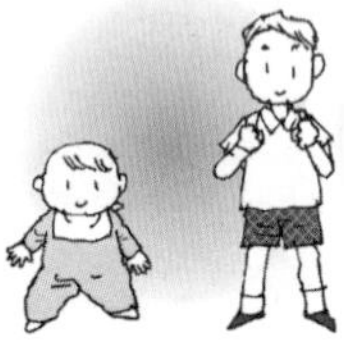

1 天旋地轉，眩暈該怎麼辦？

不知道各位讀者有無喝醉酒又或是坐車、坐船嚴重暈船暈車的經歷，那種天旋地轉、噁心、嘔吐的痛苦，應該是很難忘記的。其實現代人，除了先前說的因喝醉酒或是坐車、坐船所引發的頭暈、噁心外，很多人還會因不明原因的眩暈、噁心、嘔吐而到處看醫生，卻又因為找不到病因而徬徨無助。

你一定要知道 1
頭暈、眩暈該看哪一科呢？

一名好友因為眩暈來門診找我，他的症狀是頭部僵硬、天旋地轉、噁心、嘔吐，很擔心自己中風了。被太太緊急送到急診室，經過一堆檢查後，他才知道，原來還有一種症狀和中風很像，叫做眩暈症，而且該看耳鼻喉科。

其實，很多眩暈症患者都和這位好友一樣，奔波在內科、神經內科、心臟內科、家醫科間，做了許多檢查後，最後才被轉診到耳鼻喉科。

就我個人的門診經驗，一節門診如果有一百名患者，其中有十五個人都和眩暈有關。至於對「暈」的描述，更是包羅萬象，有頭暈、頭昏、眼花、暈眩、眩暈、昏倒、歐暗明（眼前發黑）等等。雖然對每個人來說，眩暈的感受是百百種，但從醫學上來定義，其實就是頭暈、眩暈、昏厥三種，而三種的定義也不大一樣。

劉醫師解惑

頭暈、眩暈、昏厥大不同

❶**頭暈（dizziness）**：頭暈的病人大都不會有天旋地轉的感覺，可能覺得頭重重的，走路不是很穩，意識很清楚，腦部、心血管、內分泌、腫瘤等疾病都可能會造成頭暈。

❷**眩暈（vertigo）**：病人會覺得天旋地轉，用

到底是頭暈還是眩暈？

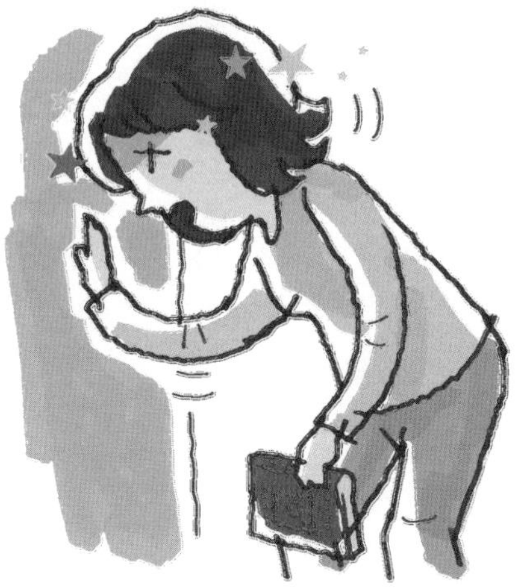

▲ 醫學上，將「暈」的現象分為頭暈、眩暈和昏厥三種

眼睛看四周，會發現周遭景物呈現旋轉的情形，有時會有嘔吐、噁心、聽力喪失、耳鳴、耳悶感，四肢無法站穩的情形。眩暈的病人不會失去意識，大多因內耳疾病所引起，不過也有部分是腦部疾病的關係。因此治療眩暈需要找出病因，否則部分中樞性眩暈很可能會致命。

❸ **昏厥（syncope）**：患者可能會眼前一發黑，就意識喪失伴隨昏倒，大多是腦部疾病、心臟疾病所引發。

從頭暈症狀選擇就診科別

如果你有頭暈症狀卻又不知如何就診，建議你可以參考下列初步的區分：

- 出現迴旋性的眩暈，或是有耳鳴、耳悶脹、聽力減退情形，請先看耳鼻喉科。

- 雙腳站不穩，感覺輕飄飄的，手或腳有時無力，或是有肢體麻木的感覺，頭痛，甚至合併昏厥，請先看腦神經內科。
- 起立時頭暈，眼前發黑，心跳或是血壓異常，有時呼吸不順、胸悶、胸痛、冒冷汗，可先看心臟內科。

眩不眩暈和內耳大有關

雖然引起頭暈的情形很多，也很複雜，不過一般來說，如果是天旋地轉的眩暈，那麼就和內耳有很大的關係了。

通常引起眩暈的可能病因依照是否為內耳誘發，可分為內耳性以及非內耳性：

◆常見內耳性眩暈病因

❶**良性陣發性姿勢性眩暈（BPPV）：**屬於這類病因的病人很多都曾有頭部外傷史，使得後半規管中有脫落的耳石飄浮其中，因此我會跟病人戲稱這就叫做「耳石流」。一般說來，會有以下幾種特徵：

①眩暈發作大致不超過一分鐘；
②它會在頭偏左或偏右時發生；
③反覆誘發會有眩暈症狀減輕之現象；
④在特定姿勢誘發後，會經五至十秒潛伏期才有眩暈現象發生。

❷**梅尼爾氏症：**這是內耳的內淋巴水腫所產生的現象，故有人稱「內耳積水」或「內耳青光眼」。典型症狀會有眩暈、耳鳴、耳脹及波動性聽力減退，女性居多，好發於三十至四十歲，有遺傳傾向。一般是單側耳，雙耳發作也有可能，眩暈會持續一小時以上，一般二十四小時內會緩解。

❸**急性前庭神經炎：**病人可能於發作前一、二

一直覺得頭暈，應該看哪一科？

迴旋性眩暈、耳鳴、耳悶脹、聽力減退	➔	耳鼻喉科
雙腳站不穩、輕飄飄、手腳有時無力、肢體麻木，頭痛，甚至昏厥	➔	腦神經內科
頭暈、眼前發黑、心跳或是血壓異常、呼吸不順、胸悶、胸痛、冒冷汗	➔	心臟內科

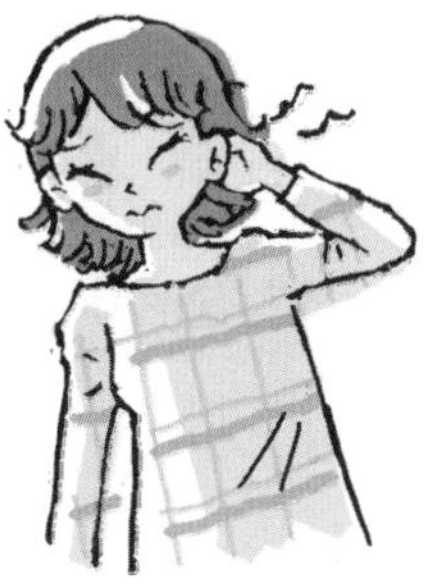

劉醫師小講堂

頭暈何時該掛急診呢？

通常頭暈的症狀可大可小，有時候很難受，卻不見得能找出病因，一旦貿然掛急診，很容易被誤認為是大驚小怪，甚至浪費健保資源。雖然有時候頭暈真的沒什麼大關係，不過有時卻輕忽不得，讀者若有以下症狀，最好立刻到醫院掛急診：

❶突然發生一邊肢體無力，說話口齒不清、喝水吃飯有吞嚥困難，可能是腦中風。

❷突然頭昏、站不穩，甚至昏倒、意識喪失、抽搐，可能是癲癇。

❸胸悶胸痛、頭暈昏厥、心臟絞痛、呼吸困難、冒冷汗，可能是心絞痛或是心肌梗塞。

❹嚴重眩暈、嘔吐，甚至一耳聽力受影響，休息半小時無法緩解，可能是突發性耳聾或是急性前庭（內耳）神經炎。

週有上呼吸道感染之病史，因此可能是病毒感染內耳前庭神經所引發。前庭神經炎的暈眩發作起來會相當嚴重，症狀持續可達數週，但是聽力正常，預後不錯，年輕人較易發生。

❹**藥物毒性迷路炎**：有些藥物如阿斯匹靈、奎寧、kanamycin或gentamycin、抗生素鏈黴素、化療藥等有可能會造成內耳神經毒性，產生眩暈、耳鳴、聽力減退的現象。

❺**外耳及中耳炎之併發症**：如外耳耳垢栓塞、中耳炎積水、慢性中耳炎、膽脂瘤、耳咽管功能不良等，也有可能影響中耳、內耳，造成頭暈眩暈。

❻**外淋巴瘻管**：病人可能因為用力打噴嚏、咳嗽，造成中耳、內耳壓力急速變化，使得內耳膜破裂，內耳之外淋巴液漏至中耳腔，導致病人會有潛沉頭暈感、聽力喪失、耳鳴等情形，若能提早發現並予以手術治療，就能避免造成永久性失聰。

◆常見非內耳性眩暈病因

❶**基底動脈性偏頭痛**：這是一種好發於年輕女性，與遺傳及月經週期有關的疾病，肇因於後腦基底動脈不正常痙攣所致。病人會有眩暈、耳鳴、後枕頭痛，嚴重者有說話不清、步態不穩、視力模糊等情形。

❷**頸因性眩暈**：我們內耳血流是從後頸部椎基底動脈來的，所以一旦頸椎有關節炎或長骨刺，都有可能壓迫到血管造成支配內耳之血流不足，產生眩暈、頸部痠痛。

❸**內科疾病造成之眩暈**：例如高血壓、高血脂、糖尿病、心臟病、高尿酸血症等病患，因為血管硬化、管徑變小、血流不足，也可能產生眩暈。

❹**創傷後眩暈**：因車禍或意外造成頭部外傷，引起迷路或其向中樞傳導路徑震盪引起，一般恢復較慢。

❺**老年性平衡失調：**又可分為原發性及續發性。原發性肇因是內耳至小腦之間的退化；續發性則因一些全身性疾病影響內耳所致。

❻**其他：**如自律神經失調、心因性眩暈、過度換氣症候群、貧血等。

雖然造成頭暈的原因真的很多，不過只要了解暈的型態和同時產生的其他現象，我們不難做出簡單的區分。接下來，在本章節中，我將依照引發眩暈的病因，告訴你如何輕鬆保健、治療並趕走惱人的頭暈。

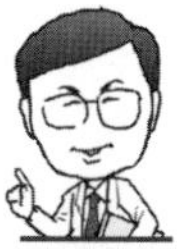

劉醫師小講堂

我們身體如何保持平衡？

內耳疾病為何會造成暈眩呢？想要了解身體為何會暈眩，就必須先了解掌管身體平衡的機轉。

我們人之所以可以任何時間、任何動作、任一姿勢都維持平衡，不跌倒，主要是透過體內三種系統來協調：

◆三大系統維持身體平衡

❶**視覺：**眼球在看物體時，能將訊號傳入腦內，然後經過大腦、小腦整合資訊。你可以做個小實驗，試試睜眼站立和閉起眼睛站立的差異，你會發現睜著眼睛比較沒問題，一旦閉起眼睛，很容易就有搖搖欲墜的感覺。

❷**本體感覺：**我們身體的觸覺、壓覺和溫覺都會藉由脊椎神經向腦部傳達，以做統整，這些就是本體感覺。例如無法踩到游泳池底部

時，身體頓時會有輕飄虛浮的感覺，就是因為少了腳底板的壓覺訊號，所以產生了不平衡的感受。

❸**內耳前庭半規管神經系統：**任何原因造成內耳前庭神經病變，都有可能造成眩暈。不信的人，若試著用冰水灌入耳內，約莫二十至三十秒後，立刻就會出現眩暈現象，這就是內耳半規管內淋巴液受到冰水刺激所產生的反應。但我並不建議讀者進行這項試驗，因為不小心可能會因為眩暈而跌倒受傷或是外耳發炎。

◆內耳功能不全引發神經訊息紊亂

那麼內耳的問題為何會導致看東西天旋地轉？又為何會有噁心嘔吐的現象呢？這是因為一邊內耳的前庭功能病變（例如發炎、感染、缺氧、腫瘤壓迫），引發這一耳功能亢進或低下。當訊號經由第八對腦神經（聽覺平衡神經）傳至腦內的某資訊處理中心（前庭神經核），這些混亂的資訊會經由不同電路散發出去，造成這些相連結的器官發生異常。譬如眼運動神經線路受影響，會造成四周景物繞轉（醫學稱為眼振），腦脊髓神經線路受影響，會造成頸部、手腳四肢肌肉協調能力以及張力平衡感降低，控制腸胃蠕動的神經線路（迷走神經）受影響，會造成嚴重的噁心感及嘔吐等等。

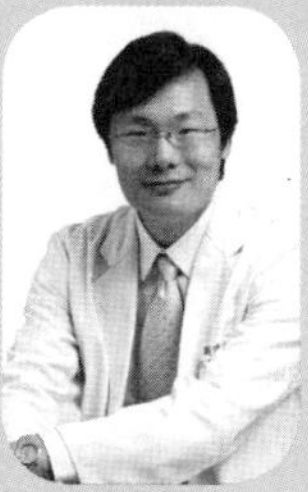

擊退眩暈之自然營養療法處方箋

□ 生活處方

❶ **適度規律的運動：**每日曬二十至三十分鐘太陽，適度運動，以緩和規律的運動如快走、慢跑、氣功、太極拳為主，但轉頭過於頻繁或是會增加頸部壓力的運動如瑜伽、游泳、騎自行車，應暫時停止。

❷ **戒菸。**眩暈期間盡量低鹽飲食，暫不接觸酒精飲品、咖啡、濃茶、乳製品、柑橘類水果、番茄等。

❸ **不宜長期使用電腦，低頭滑手機。**

❹ **睡眠充足：**盡量晚上十一點前入睡，注意枕頭之選擇應足以支撐頸部，以減低頸部壓力。

❺ **每日自我穴位按壓：**包括耳穴的耳門、聽宮、聽會、翳風穴位（見第八十頁），以及手部合谷、內關穴，每日按壓三至四次，每次五分鐘。依照中醫腎開竅於耳理論，可再按壓腎經穴位，如足底板湧泉穴。

❻ **舒緩壓力：**以音樂、藝術、文藝欣賞、靜坐冥想、旅遊等方式來進行舒壓，如此可以降低自律神經緊張，降低眩暈發作機率。

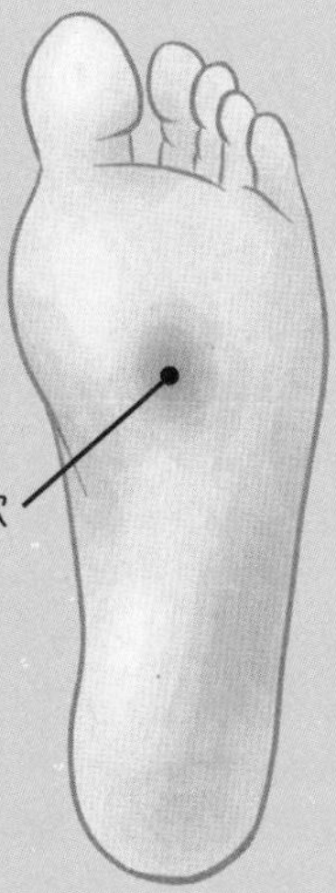

□ 營養醫學處方（治療劑量及搭配種類應依照患者的年齡、體重、臨床症狀、藥物治療內容而有所變化）

❶ **天然魚油（TG型式）**：每日一〇〇〇至二〇〇〇毫克天然魚油，分早晚服用，其EPA及DHA具有活絡紅血球，改善循環、降低血脂特性。

❷ **維生素B群（包含B_1、B_2、B_3、B_6、B_{12}及葉酸）**：每日至少六毫克B_1、六・五毫克B_2、七五毫克菸鹼醯胺（B_3）、七・五毫克B_6、九〇〇微克葉酸、九微克B_{12}等，可幫助內耳前庭神經的穩定，降低血管硬化程度。

❸ **銀杏葉萃取物**：每日八〇至二四〇毫克，具有抗氧化以及減少血栓形成的效果，可以改善腦及內耳血管缺氧，促進末稍血液循環。

❹ **礦物質鈣、鎂、維生素D_3**：每日六〇〇至九〇〇毫克鈣、一〇〇至二〇〇毫克鎂、二〇〇國際單位的維生素D_3，可舒緩良性陣發性姿勢性眩暈症（BPPV），減低血管攣縮。

❺ **抗氧化劑維生素C**：每日一〇〇〇至二〇〇〇毫克的維生素C，一天一至二次服用，可以增加抗氧化力，減少自由基對血管的損傷。

❻ **輔酵素Q_{10}**：每日九〇至一二〇毫克，可降低內耳毛細胞粒腺體的損傷，改善聽損及眩暈。

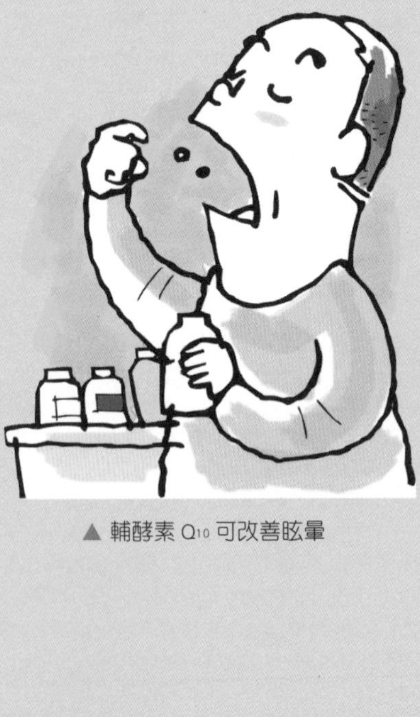

▲ 輔酵素 Q_{10} 可改善眩暈

你一定要知道 2
眩暈會腦中風嗎？

一名時常眩暈以及嘔吐的四十五歲男性患者，從診所轉診到我門診時，因為說話咬字不是非常清晰，判斷應該有中風現象，於是立刻會診腦神經內科，做了一些神經學檢查。經過腦部核磁共振檢查確定是小腦輕度中風，所幸發現得早，才化險為夷。

到底是眩暈引發腦中風呢？還是腦中風引起眩暈？這其實是雞生蛋、蛋生雞的問題。

站在醫學角度上，中風確實可能一開始以眩暈來表現，所以醫師在面對這類患者時，往往不敢大意，深怕一個閃失造成誤診。此外，許多重大疾病（高血壓、糖尿病、高血脂症、睡眠呼吸中止症、血管粥狀硬化、自體免疫疾病等等）也會出現眩暈症，如果不從疾病源頭根治，未來也會增加腦中風的機會。

劉醫師解惑

腦血管阻塞或破裂都會頭暈目眩

說到中風，我們要先了解腦部的血液循環機制。在小腦、腦幹、內耳、後顱窩的血管由兩條脊椎動脈來支配，這兩條血管會在顱底匯聚成基底動脈，供給腦組織氧氣以及營養。一旦這裡的動脈出現硬化、鈣化、血栓、血管剝離破裂等狀況，就有可能發生頭暈、眩暈、耳鳴、走路不穩、頭痛、視力模糊、口齒不清、吞嚥困難，甚至意識喪失等現象。

除了脊椎動脈外，支配腦部血液的動脈還包括二側頸動脈，如果頸動脈一樣發生了硬化、鈣化、血栓、血管破裂等狀況，同樣會造成腦中風，只是症狀與脊椎動脈阻塞不同。

腦中風一般分為出血性中風（血管破裂）以及缺血性中風（腦梗塞），前者約二〇%，後者約八〇%。

這就好比出血性中風是溪流潰堤，水漫溪邊，造成房屋淹水；缺血性中風是溪水乾涸，溪邊植物缺水，土地無法種植。由於這二種中風處理治療方式完全不同，所以得透過腦部電腦斷層或是磁振造影檢查，來幫助醫生做正確的判斷與治療。

別輕忽小中風的殺傷力

我經常被病人問到：「我的眩暈是不是中風前兆？」

確實有一種中風前兆，稱為暫時性腦缺血發作（Transient Ischemic Attack, TIA），也就是俗稱的小中風（Mini Stroke），症狀比較輕微，大多只持續五至二十分鐘，而且會在二十四小時內恢復。如果症狀超過二十四小時就稱為中風。

所謂的小中風，是因為供應腦部的血液循環發生阻塞，使腦部部位突然短暫缺乏氧氣和養分，以致於功能暫時減退。但是當血塊被沖散或溶解後，腦部功能也立即恢復。小中風的症狀和腦中風類似，只是持續的時間長短和嚴重度不同。

腦部血液循環示意圖

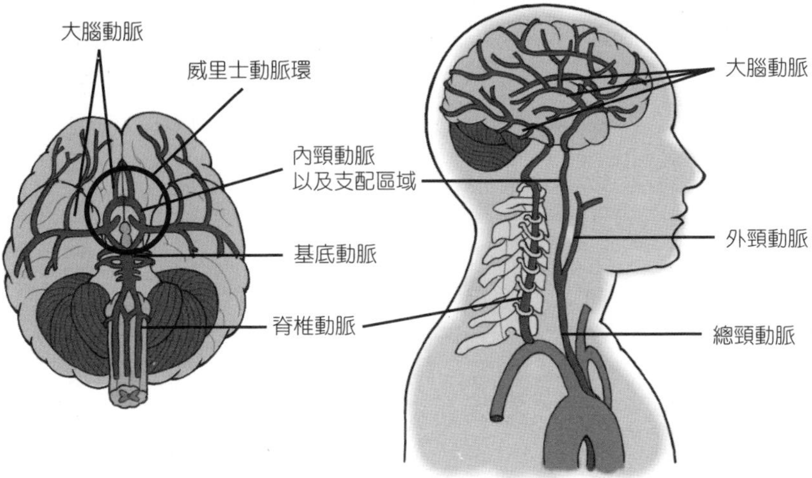

如果想要了解眩暈和中風的關係，想知道腦部的血管有沒有狹窄或是阻塞？我們通常可以經由血管超音波來檢查頸動脈以及脊椎動脈，至於腦內的血管則必須靠磁振血管造影（MRA）才能一窺全貌。

坦白說，很多人一出現眩暈症，還是會忍不住想到中風或是腦腫瘤，但事實上，影響腦和內耳循環的全身性疾病也大有關係，因此最好的方法就是詳細做檢查，才能有最正確的診斷。

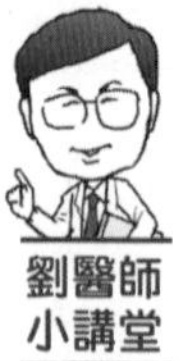

造成眩暈與頭暈的全身性疾病

❶**高血壓或低血壓：**血壓長期過高，會造成內耳動脈硬化狹窄，引起缺氧，造成眩暈；而低血壓，甚至是降血壓藥物降過頭，則會引起腦部虛血，引起頭暈。

❷**高血脂症：**高膽固醇血症或是高三酸甘油酯，會造成動脈粥狀硬化，引起內耳循環不良，也會造成眩暈或是耳鳴。

❸**糖尿病：**糖尿病控制不良，造成糖化血色素增加，血管內皮也受到危害，內耳循環會發生障礙。

❹**心律不整：**心律不整會引起腦部虛血，也會引起頭暈。

❺**自體免疫疾病：**包括紅斑性狼瘡、類風溼性關節炎、血管炎等，都會造成血管慢性發炎，引起血管硬化，誘發眩暈。

❻**內分泌疾病：**如甲狀腺功能異常，或是更年期症候群，都有可能併發頭暈。

❼**藥物：**如降血壓藥、降血糖藥、鎮靜安眠藥、抗憂鬱劑等。

❽**貧血或電解質不平衡：**任何原因所造成之貧血，如缺鐵性貧血、大球性貧血（B_{12}、葉酸缺乏）等，或是低血鉀、低血鈉也都會造成頭暈。

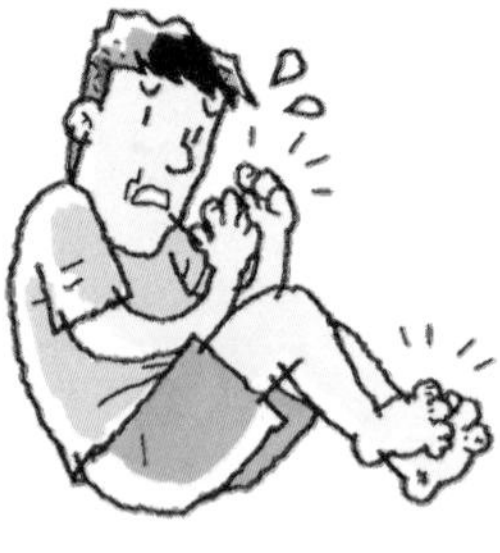

你一定要知道3

偏頭痛也和頭暈有關？

三十歲的王小姐因為長期偏頭痛、頭暈，經常到腦神經內科就診，經人介紹，她來到我的門診。據她描述，每次偏頭痛發作時間少則持續六小時，最長甚至到兩天左右。平均每個月都會發作一到兩次，嚴重時則每週可能發作一到兩次，嚴重影響生活品質。而且頭疼起來的時候，血管像是在跳動，疼痛的位置從太陽穴一直延伸到眼睛周圍。頭痛得厲害時，她得用手按住頭部，不敢隨便亂動，因為搖頭會讓疼痛加劇。此外，刺眼的光線、太吵的聲音甚至是臭味都會使她頭痛加劇，發作時常伴有噁心、嘔吐、頭暈以及腦鳴，大部分時間只痛單側，但是也常有雙側一起痛的情形。

劉醫師解惑

血管收縮導致偏頭痛

為何會偏頭痛？醫界至今有許多理論，但較被認同的是「三叉神經血管學說」。比方說，王小姐的頭痛可能是受到雌激素荷爾蒙、壓力、食物等刺激，誘發三叉神經旁血管內的血小板釋放血清素，進而導致血管收縮。但是當大量血清素釋放完後，又造成血管彈性擴張，壓迫三叉神經，分泌發炎物質並發送訊號，傳入腦內，引起偏頭痛。

常見治療偏頭痛藥物

❶**止痛藥：**paracetamol，naproxen、diclofenac、ibuprofen、阿斯匹靈（aspirin）等。偏頭痛發作時可能伴隨有噁心和嘔吐，醫師會給予一些止吐藥物。

❷**血管收縮藥物：**triptans類的藥物（例如sumatriptan，zolmitriptan）能刺激腦部的5-HT1受體，幫助血管收縮。而麥角生物鹼ergotamine，能透過收縮已擴張的腦血管來終止偏頭痛，但因副作用較多，現在已較少使用了。特別注意的是由於triptans及ergotamine都會引起血管收縮，因此心絞痛、冠心病的人應避免使用。

❸**預防藥物：**如beta受體拮抗劑propranolol。

吃的東西也和偏頭痛大有關係

除了上述與三叉神經有關的偏頭痛外，還有一種特殊的偏頭痛，與頭暈、眩暈關係更強烈，那就是基底動脈型偏頭痛（ＢＡＭ）。

前面介紹過的腦血管循環中，我曾說過，小腦、腦幹、內耳、後顱窩的血管是由二條脊椎動脈來支配，這二條血管會在顱底匯聚成基底動脈，當這基底動脈收縮，進而造成後腦窩缺氧時，就可能產生眩暈、耳鳴、噁心、嘔吐、視覺障礙、說話口齒不清、後枕部會有搏動性疼痛。通常這類ＢＡＭ比較常發生在女性身上，研究發現，可能跟雌激素以及食物的酪胺成分有關。

什麼是酪胺（tyramin）呢？二〇一三年義大利的一個團隊研究發現，慢性偏頭痛患者血液中的酪胺（tyramin）、多巴胺、正腎上腺素都比常人高了許多，而這些物質正是會刺激血管的因子。許多食物成分都含有酪胺，包括乳製品（牛奶、乳酪、起司、優酪乳、奶茶、冰淇淋）、柑橘類水果、番茄、紅酒、巧克力、可可、味精，因此有偏頭痛的患者，以上食物少碰為妙。

建議讀者詳加記錄每次頭痛前所接觸的食物或是情境，然後判斷誘發因素，如果還是經常頭痛，可以進一步抽血做急性專一食物IgE過敏原檢測（健保給付），以及慢性食物IgG4不耐檢測（自費檢測）。這類檢測可以幫我們找出意想不到導致偏頭痛的過敏食物。（如要進一步了解，可參考本人著作《過敏，不一定靠藥醫》一書）

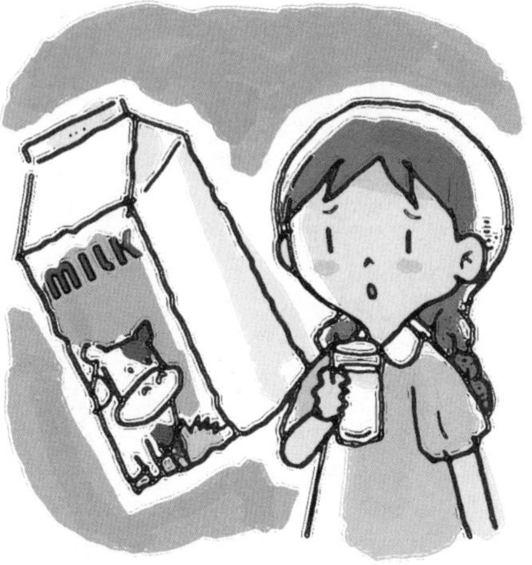

▲乳製品含有會刺激血管的酪胺，有偏頭痛者應少碰為妙

我跟王小姐解釋了食物跟她偏頭痛及頭暈的關係後，她皺了皺眉頭，因為乳製品和巧克力是她愛吃的食物，不過為了治療偏頭痛及頭暈，她也只好忍耐了。此外，我建議她規律服用鈣、鎂、天然魚油、B群維生素以及琉璃苣油、薑黃抗發炎專屬配方。

三週後，王小姐回報了好消息，她長年的頭痛居然好了八成，而且三個月後，幾乎不需要再服用任何止痛藥，同時她也接受我的建議，多聽一些放鬆心靈的輕音樂，透過音樂療法，降低神經血管緊繃。

擊退偏頭痛之自然營養療法處方箋

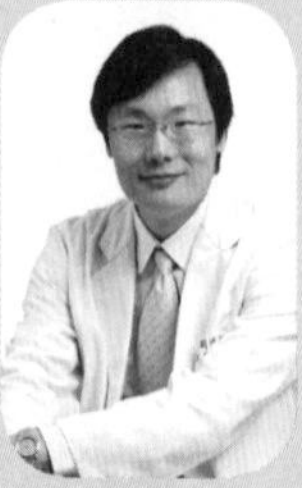

□生活處方

❶**適度規律的運動：**每日曬二十至三十分鐘太陽，適度運動，以緩和規律的運動如快走、慢跑、騎自行車、游泳、瑜伽、氣功、太極拳為主，如此可以調節自律神經平衡，降低偏頭痛發作頻率及嚴重度。

❷**盡量不接觸乳製品（牛奶、乳酪、起司、優酪乳、奶茶、冰淇淋）**，以及柑橘類水果、番茄、紅酒、巧克力、可可等含酪胺的食物。炒菜不要加味精。咖啡及綠茶攝取須視個人體質決定，有人喝些咖啡或綠茶可稍微緩解偏頭痛，但過量則反而會激發頭痛。

❸**睡眠充足：**盡量晚上十一點前入睡，促進生長激素以及退黑激素的分泌，如此可增加深度睡眠腦波比例。

❹**舒緩壓力：**以音樂、藝術、文藝欣賞、靜坐冥想、旅遊等方式來進行舒壓，如此可以降低自律神經緊張，降低偏頭痛發作機率。

□營養醫學處方（治療劑量及搭配種類應依照患者的年齡、體重、臨床症狀、藥物治療內容而有所變化）

❶**天然魚油（TG型式）：**每日一〇〇〇至三〇〇〇毫克天然魚油，分早午晚服用，其EPA及DHA具有天然抗發炎的效果，可降低三叉神經及血管之發炎激素。

❷**礦物質鈣、鎂、維生素D$_3$：**每日六〇〇至九〇〇

毫克鈣、一〇〇至二〇〇毫克鎂、二〇〇〇國際單位的維生素D_3，可舒緩腦部血管緊張。

❸ **抗氧化劑維生素C**：每日一〇〇〇至二〇〇〇毫克的維生素C，一天一至二次服用，可以增加抗氧化力，減少自由基對血管的損傷。

❹ **琉璃苣油**：每日二四〇至四八〇毫克，其γ-次亞麻油酸（GLA）是抗發炎之重要營養素，可以減少血管發炎激素的產生。

❺ **輔酵素Q_{10}**：每日九〇至一二〇毫克，增加腦神經細胞發電廠粒腺體能量來源，協助抗氧化，降低血管神經氧化壓力。

❻ **薑黃萃取物**：每日三〇〇至六〇〇毫克，薑黃素可以調整白血球細胞Treg/Th17之平衡，抑制細胞核NF-κB因子活化，以達到抗發炎的作用。

❼ **槲皮素（quercetin）**：每日二〇〇至四〇〇毫克。槲皮素可以降低過敏白血球嗜伊紅性白血球量，以及減少肥大細胞內組織胺的釋放，降低因食物過敏引起的偏頭痛反應。

❽ **維生素B群（包含B_1、B_2、B_3、B_6、B_{12}及葉酸）**：每日至少六毫克B_1、六・五毫克B_2、七五毫克菸鹼醯胺（B_3）、七・五毫克B_6、九〇〇微克葉酸、九微克B_{12}等，可幫助神經系統血清素的穩定。

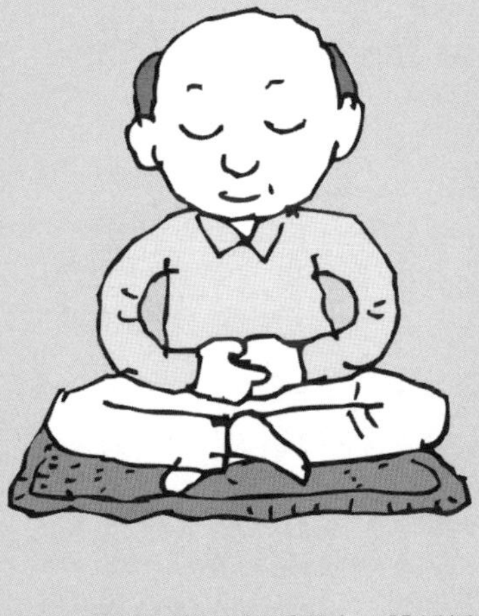

▲ 靜坐冥想可幫助舒緩壓力，降低偏頭痛發生機率

你一定要知道 4

到底是血壓高引起頭暈，還是頭暈引起血壓高？

一名五十歲先生因為眩暈被送到急診室，從未有高血壓病史的他，血壓居然高達一六〇／一〇〇 mmHg，急診醫師建議他最好長期服用降血壓藥，於是他在內科醫師的指示下，每日吃一粒脈優（amlodipine），沒想到居然發生血壓過低，一天到晚不是頭昏就是視力發黑。最後，我建議他先停下降血壓藥，並合併低鹽飲食，每日早晚定時量血壓兩次，才成功控制住眩暈。

劉醫師解惑

血壓和眩暈互為因果，判斷要謹慎

相信許多經常發生頭暈或是眩暈的患者心中都有一個疑問，那就是，原本無高血壓的人，突然頭暈被送到急診處才發現血壓過高，這時醫師會推論你的頭暈是高血壓引起的，可是也有患者是因為發生眩暈時，產生噁心、嘔吐，相當的不舒服，才誘發高血壓的。

其實高血壓被稱作是沉默殺手，就是因為平時並無症狀，但是如果長時間放任血壓過高不處理，恐怕會造成心律不整、心臟肥大、腎功能衰退、腦中風、心臟疾病、腎臟疾病、糖尿病、性功能衰退等等後遺症，最可怕的是突然發生腦溢血或是心肌梗塞，造成突然死亡。

血壓多少才正常？

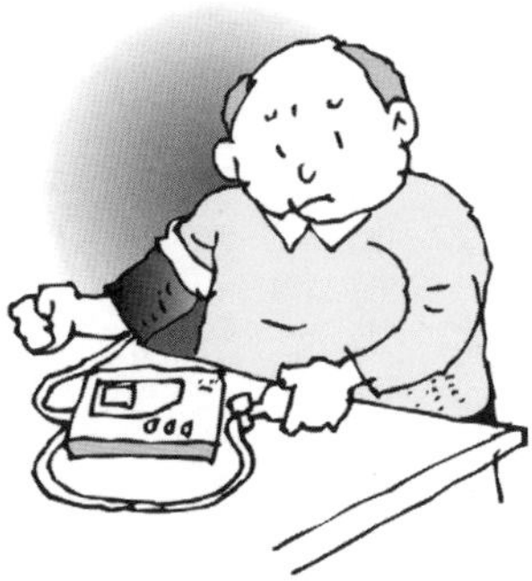

血壓分成收縮壓及舒張壓，
正常的收縮壓必須＜ 120 mmHg，
舒張壓＜ 80 mmHg。

而高血壓又分為：

▼ 高血壓前期

收縮壓介於 120 ～ 139 mmHg，
或舒張壓介於 80 ～ 89 mmHg

▼ 第 1 期高血壓

收縮壓介於 140 ～ 159 mmHg，
或舒張壓介於 90 ～ 99 mmHg

▼ 第 2 期高血壓

收縮壓介於 160 ～ 179 mmHg，
或舒張壓介於 100 ～ 109 mmHg

▼ 第 3 期高血壓

收縮壓≧ 180 mmHg，
或舒張壓≧ 110 mmHg

得舒飲食控制血壓效果更好

對於高血壓患者我建議可以用得舒飲食（DASH）原則來幫助調控血壓。得舒飲食是經國外臨床研究證實的降血壓全食物飲食法，只要依照這飲食原則，二週內血壓就有顯著降低的效果。得舒飲食能幫助降血壓的成分及原理如下：

- **高鉀：**蔬菜水果含鉀多，可以拮抗鈉離子。我們知道食鹽是氯化鈉組成，而鈉在人體中會改變血液滲透壓，增加血液容積，升高血壓，所以想要降血壓，改變對鹽敏感作用，減少鹽分攝取是相當重要的。
- **高鎂：**蔬果以及全穀類含鎂多，鎂參與身體許多酵素機能，並能改善胰島素敏感度。
- **高鈣：**低脂奶或脫脂奶、深綠色蔬菜、海菜類、豆乾、帶骨小魚含量豐富。
- **高膳食纖維：**蔬果、全穀類含有高膳食纖維，可以阻斷單糖快速吸收進入血液中，改善胰島素阻抗。
- **減少飽和脂肪的攝取：**紅肉攝食要減少，椰子油也是飽和油，一樣不能攝入過多。
- **多攝取不飽和脂肪酸：**來源為種子／核果（像是芝麻、杏仁、松子等）及各種植物油（像是亞麻仁籽油、菜子油、橄欖油、苦茶油等），或是額外補充魚油。

許多高血壓患者在我的營養醫學門診指導之下，都可以成功控制血壓，甚至不必再依賴藥物。所以不管你的頭暈是高血壓所引起，或是眩暈引起的高血壓，只要能掌握以上原則，就能成功達到舒緩血管壓力，緩解頭暈症狀。

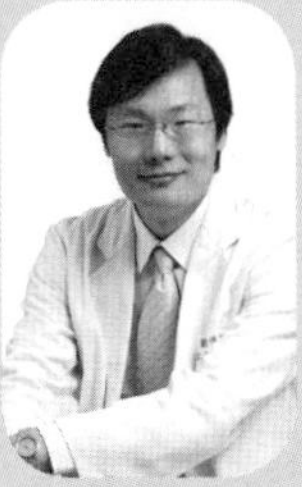

擊退高血壓之自然營養療法處方箋

□ 生活處方

❶ **養成每日早晚量血壓的習慣**，並記錄起來。

❷ **減少鈉鹽的攝取：**每日鈉的總攝取量盡量不要超過二四〇〇毫克，也就是食鹽六公克。

❸ **選擇得舒飲食**（Dietary Approaches to Stop Hypertension, DASH）。

❹ **戒菸：**吸菸會造成血管內皮細胞受損，產生動脈硬化，使血壓上升。

❺ **控制體重：**盡量將身體質量指數（BMI）控制在十八・五至二十四之間，男性腰圍小於九十公分，女性腰圍小於八十公分。

❻ **適度緩和的運動：**每日至少三十分鐘，從每日快走三十分鐘開始，其他如游泳、慢跑、爬山、騎自行車、球類運動，持之以恆。

❼ **盡量不飲酒：**如有喝酒，男性每日以兩份酒精的當量（一酒精當量相當十五公克酒精）為限，而女性以每日一份的當量為限，一份的酒精當量等於三〇毫升高粱酒，或等於九〇毫升紹興酒，或等於一〇〇毫升紅葡萄酒，或等於二六〇毫升啤酒。

❽ **多參與舒壓活動**，並培養良好的睡眠習慣。

□營養醫學處方（治療劑量及搭配種類應依照患者的年齡、體重、臨床症狀、藥物治療內容而有所變化）

❶**天然魚油（TG型式）**：研究顯示，每日服用一五〇〇至二〇〇〇毫克天然魚油，可降低收縮壓及舒張壓平均七至一〇mmHg。

❷**大蒜精**：每日服用六〇〇〇微克以上的大蒜素（allicin），可以降血壓、抑制血小板積聚、增加一氧化氮（NO）的濃度，進而預防動脈硬化的發生。

❸**鈣鎂錠**：每日九〇〇毫克鈣、一五〇毫克鎂，可調節舒緩血管平滑肌，幫助降血壓。

❹**維生素B群（包含B_1、B_2、B_3、B_6、B_{12}及葉酸）**：每日至少六毫克B_1、六‧五毫克B_2、七五毫克菸鹼醯胺（B_3）、七‧五毫克B_6、九〇〇微克葉酸、九微克B_{12}等，可調節神經系統，降低心血管疾病風險。

❺**輔酵素Q_{10}**：每日九〇毫克的輔酵素Q_{10}，增加肝、心、腦等細胞能量發電廠粒腺體的能量來源，促進脂肪分解，降低血壓。

❻**硒酵母**：每日二〇〇微克硒酵母，促進血管擴張之前列腺素合成，降低血壓，預防動脈硬化。

❼**天然維生素E**：每日四〇〇國際單位天然維生素E，可預防脂肪氧化，降低動脈硬化，降低血壓。

❽**鰹魚素萃取物**：每日一五〇〇至三〇〇〇毫克，其胜肽可以抑制引起高血壓的血管張力素轉換酶（Angiotensin Converting Enzyme, ACE），根據研究，鰹魚素萃取物可平均降低收縮壓一〇mmHg，及舒張壓七mmHg。

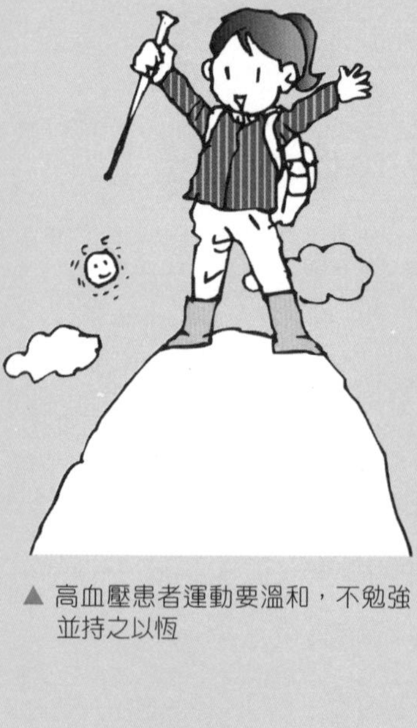

▲高血壓患者運動要溫和，不勉強並持之以恆

你一定要知道 5

眩暈症就是梅尼爾氏症嗎？

一名罹患眩暈而且已經被確診梅尼爾氏症的患者，本來病情控制得還不錯，但最近因為應酬多，重口味的外食加上酒精的催化，引發嚴重耳悶、耳鳴、眩暈、嘔吐，甚至還跑去急診。回診時，他沮喪的對我說，發作時簡直恨不得把耳朵割掉。我趕緊對他說，這千萬使不得，因為問題是在內耳，就算割掉耳朵也沒用。

就像著名畫家梵谷（Vincet Van Gogh，西元一八五三至一八九〇），他曾經做了一件驚世駭俗的事情，那就是割掉右耳，送給他的朋友。根據後來醫學研究推論，梵谷應該就是梅尼爾氏症的患者。

據說，梵谷時常跟朋友抱怨耳朵會發出奇怪的聲音，而且耳朵發脹、迴轉性眩暈，又因為聽覺相當敏感，因而害怕市區噪音。他著名畫作〈星夜〉以及許多畫作都以漩渦的厚筆觸來描繪，很多人解讀是因為他感受到強烈的眩暈，表現在畫布之上。在他人生最後一年，住進精神病院，被診斷為癲癇症，悲劇的是，在治療無效而且飽受眩暈摧殘的痛苦下，最後他選擇舉槍自盡，結束一生。

劉醫師解惑

梅尼爾氏症和內耳水腫有關

什麼是梅尼爾氏症呢？其實這是發生在內耳膜性迷路之內淋巴液產生水腫現象，所以有人稱「內耳積水」或「內耳青光眼」。此症西元一八六一年由法國醫師梅尼爾所發表，雖然後來證實該病例並非內淋巴水腫，但仍以其名紀念此症。

典型之梅尼爾氏症會有天旋地轉型迴轉性眩暈、耳鳴、耳脹及波動感音性聽障，也就是聽力會好好壞壞，以女性居多，好發於三十至四十歲，大多數原因不明，可能與遺傳有關。

單耳發作居多，雙耳發作也有可能，眩暈會持續一小時以上，多數二十四小時內會緩解。眩暈有復發的傾向，且聽力會隨著復發漸漸變差，最後甚至會全聾，但眩暈的情形則會隨著聽力減弱而次數降低，主因是內耳前庭接受器因水腫而破壞。

有許多人，甚至部分醫師會把眩暈症當成就是梅尼爾氏症，這是大錯特錯的，因為研究發現，眩暈症的患者最後診斷為梅尼爾氏症約只有五至一〇%。

由於鹽分會增加內耳耳壓，導致梅尼爾氏症的症狀更嚴重，因此發作期間，最重要的就是限鹽、限水，並維持生活作息正常。通常，醫師會以利尿劑、止暈藥、止吐藥、鎮靜藥來治療。

對於頑固性的梅尼爾氏症患者，耳科醫師可能會建議進行內淋巴囊減壓手術、前庭神經截斷術或是迷路切除手術。不過，手術一定有風險，而且並非百分之百成功，所以必須依照個人疾病嚴重程度，以及醫師手術經驗來選擇。第五十八頁是我針對梅尼爾氏症患者的自然營養療法處方箋，希望能幫助大家戰勝此症。

梅尼爾氏症示意圖

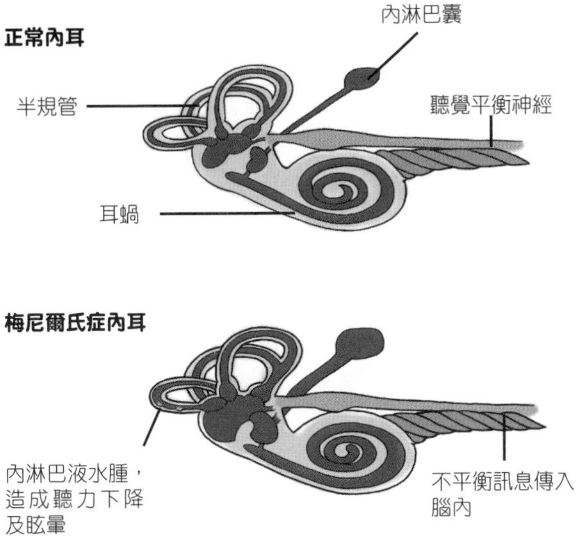

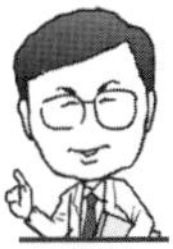

劉醫師小講堂

改善睡眠品質可降低梅尼爾氏症發作頻率

日本名古屋大學睡眠醫療部長中山明峰於二〇一〇年首次證實梅尼爾氏症患者睡眠品質欠佳。研究發現，在代表優質睡眠品質的深度睡眠中，梅尼爾氏症患者明顯不足，如果可以改善睡眠品質，對於梅尼爾氏症的病情控制是有幫助的。

因為我本身也是睡眠專科醫師，所以我認為睡眠對於眩暈的控制有其重要意義，而且許多醫師會開給梅尼耳氏症患者安眠藥，卻也會加重上呼吸道的塌陷情形，使得阻塞型睡眠呼吸中止症更形嚴重，造成睡眠品質不良，陷入眩暈發作的惡性循環中。因此，我建議如果已經是中到重度的睡眠呼吸中止症，應先手術或是配戴睡眠呼吸正壓儀（CPAP）來矯治中止症。但營造優質睡眠的環境，才是根本之道。

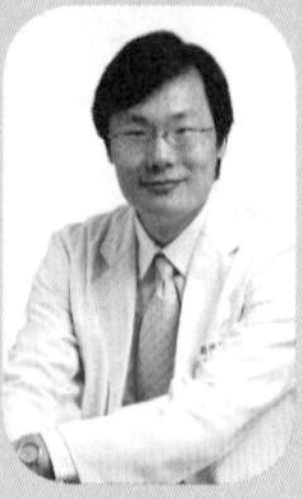

擊退梅尼爾氏症之自然營養療法處方箋

□生活處方

❶**減少鈉鹽的攝取**：每日鈉的總攝取量盡量不要超過二四〇〇毫克，也就是食鹽六公克，這可以降低內耳水腫的程度。

❷**適度規律的運動**：每日曬二十至三十分鐘太陽，適度運動，以緩和規律的運動如快走、慢跑、氣功、太極拳為主，但轉頭過於頻繁或是會增加頸部壓力的運動如瑜伽、游泳、騎自行車，應暫時停止。

❸**戒菸**。發作期間暫不接觸酒精飲品、咖啡、濃茶、乳製品、柑橘類水果、番茄等。

❹**不宜長期使用電腦**，低頭滑手機。

❺**睡眠充足**：盡量晚上十一點前入睡，注意枕頭之選擇應足以支撐頸部，以減低頸部壓力。

❻**每日自我穴位按壓**，包括耳穴的耳門、聽宮、聽會、翳風穴位，以及手部合谷、內關穴，每日按壓三至四次，每次五分鐘。依照中醫腎開竅於耳理論，可再按壓腎經穴位，如足底板湧泉穴。

❼**舒緩壓力**：以音樂、藝術、文藝欣賞、靜坐冥想、旅遊等方式來進行舒壓，如此可以降低自律神經緊張，降低梅尼爾氏症發作機率。

□營養醫學處方（治療劑量及搭配種類應依照患者的年齡、體重、臨床症狀、藥物治療內容而有所變化）

❶**礦物質鈣、鎂、維生素D3**：每日六〇〇至九〇〇毫克鈣、一〇〇至二〇〇毫克鎂、二〇〇〇國際單

位的維生素D_3，可改善內耳耳壓通透性，減低血管攣縮。

❷**天然魚油（TG型式）**：每日一〇〇〇至二〇〇〇毫克天然魚油，分早晚服用，其EPA及DHA具有活絡紅血球，改善循環，抗發炎，降低內耳炎症反應。

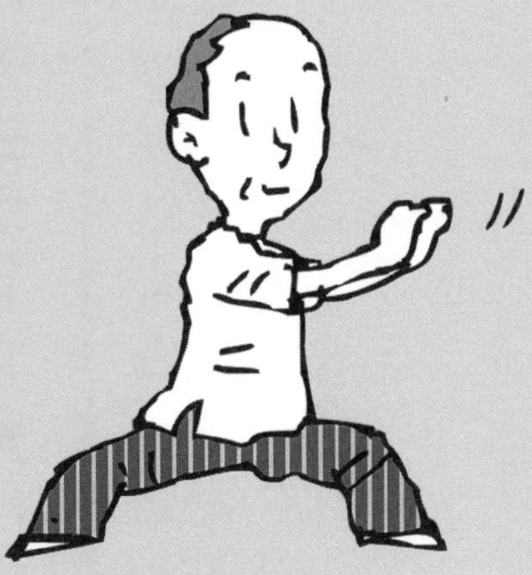

▲太極拳對梅尼爾氏症患者是很好的運動

❸**維生素B群（包含B_1、B_2、B_3、B_6、B_{12}及葉酸）**：每日至少六毫克B_1、六・五毫克B_2、七五毫克菸鹼醯胺（B_3）、七・五毫克B_6、九〇〇微克葉酸、九微克B_{12}等，可幫助內耳前庭神經的穩定。

❹**銀杏葉萃取物**：每日八〇至二四〇毫克，具有抗氧化以及減少血栓形成的效果，可以改善腦及內耳血管缺氧，促進末稍血液循環。

❺**抗氧化劑維生素C**：每日一〇〇〇至二〇〇〇毫克的維生素C，一天一至二次服用，可以增加抗氧化力，減少自由基對內耳血管的損傷。

❻**輔酵素Q_{10}**：每日九〇至一二〇毫克，可降低內耳氧化壓力，調節免疫系統，減少內耳毛細胞粒腺體的損傷。

❼**退黑激素**：睡前一至五毫克，退黑激素是腦內松果體分泌的一種激素，可以調控睡眠和睡眠節律，增加梅尼爾氏症患者的入睡速度。

你一定要知道 6

什麼是耳石症？為什麼也產生眩暈？

一名小姐因為嚴重眩暈症來到門診，她只要脖子向右躺下時就會引發數秒鐘眩暈，因此整個脖子都不大敢動，就像怕踩到某個地雷般，臉上充滿了驚恐，深怕自己得了腦腫瘤。

經過詳細檢查，並且做了幾個轉頭復健（耳石復位術）動作，她立刻就不覺得那麼暈了，直呼好神奇。其實她的眩暈就是「良性陣發性姿勢性眩暈」（**Benign Paroxysmal Positional Vertigo, BPPV**），因為病名很長，病人一般都記不起來，因此我都簡稱耳石症，幫助大家容易記憶。

聽到我說耳石，沒想到這個小姐竟然驚呼：「耳屎會跑到內耳造成眩暈？」我只好正色說：「當然不是，請聽清楚，是耳石。」

劉醫師解惑

內淋巴液受到微小粒子干擾

我們內耳有感受平衡的小構造，包括三個半規管（上半規管、後半規管及水平半規管）以及球囊及橢圓囊，這些構造內都有所謂的內淋巴液。巧妙的是，這些內淋巴液會因為人頭部的任一方向之移動或是旋轉造成流動，進而刺激其內的接受器，然後再將這些電波訊息傳至腦中樞，讓我們感受到身體的移動，協助維持身體平衡，才不致跌倒。

例如你搭乘電梯或是在遊樂場做旋轉咖啡杯時，之所以會感覺移動，主要就是這三個半

良性陣發性姿勢性眩暈症之示意圖

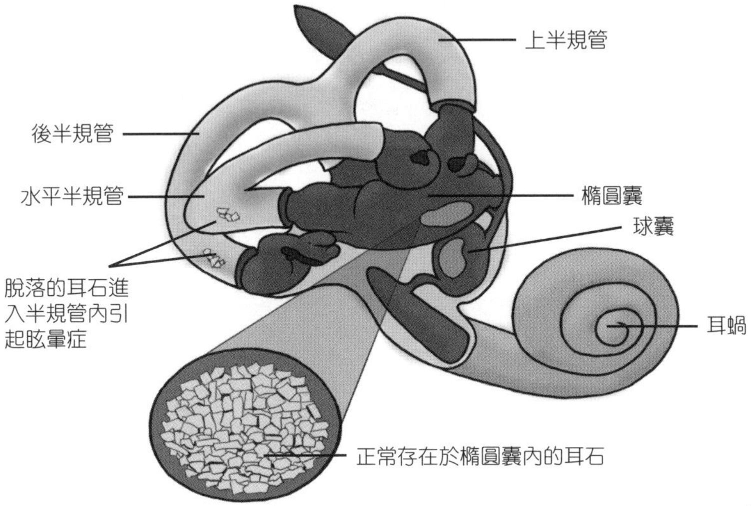

規管以及球囊、橢圓囊的功用。

一旦這些原本乾淨不含雜質的內淋巴液出現微小的粒子，也就是所謂的耳石，這淋巴液的流動就會受到干擾。因此當頭部姿勢稍有改變時，耳石流就會造成不應存在的亂流，讓你有天旋地轉的感覺，這也就是我們所稱的「BPPV」。

既然耳石不是耳屎，那這討厭的耳石是從那來的？我們內耳橢圓囊上之囊斑，上面原本鑲崁了一些平衡耳石，主要是碳酸鈣的結晶，這些在囊斑上的耳石是相當重要的，可以協助人體感知直線加速，但因為頭部外傷或是老化或是其他不明原因，造成這耳石脫落，進而飄流到半規管內，就造成BPPV症狀。

大多時候，九〇%的耳石會掉入後半規管，但也有少數跑進水平半規管內。韓國的研究發現，維生素D_3攝取不足時，容易發生

BPPV，而大陸則發現低頭族也有較高的發生率，但這種眩暈因為不會影響耳蝸，所以不會有聽力喪失或耳鳴的症狀。

判斷你的眩暈和耳石症有沒有關係

到底要如何判斷自己的眩暈症是不是耳石症所引起的呢？不妨看看自己是否有下列症狀？

- **有二至十秒的潛伏期：**當你姿勢變化時，會有二至十秒之無症狀期，然後才有眩暈的發作。
- **發作時期短：**也就是真正天旋地轉時間約二十至三十秒，一般不超過一分鐘。
- **有眩暈疲乏現象：**當反覆誘發時，症狀不像第一次誘發那麼嚴重。
- **與特定頭位有關：**如躺下時頭向右或向左才會發生。

根據統計，四〇%至五〇%的內耳性眩暈都和BPPV有關，所以醫師在診斷時，會為患者進行Dix-HallPike體位試驗，程序是讓患者坐在床上，讓頭轉向一側，並迅速躺下，頭部低於床的一端，幾秒後可誘發出現嚴重的眩暈，持續十至二十秒，伴隨眼球震顫，呈旋轉性。

就如同前面所述，BPPV的治療首重前庭復健（即耳石復位術），可讓病人提早痊癒。不過，這種眩暈之所以稱為良性，也就是因為它是週邊性且為自癒性，即使不去治療，病人也有可能會在數週至數月自動痊癒。

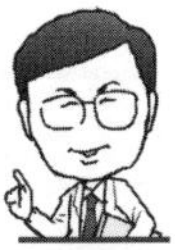

劉醫師小講堂

做好復健輕鬆克服耳石症

耳石復位手法，也叫做 Epley 手法，你的醫師會藉由快速改變患者頭部動作與身體姿勢，加上地心引力效應，讓脫落的耳石離開後半規管，並導引到橢圓囊內，便可以矯正大多數的 BPPV 患者。但在操作之前，必須判定耳石是發生在左耳還是右耳。以下以右耳 BPPV 耳石復位手法來做示範，左耳 BPPV 則採相反步驟，提供讀者參考。

❶ 患者取坐姿，雙腿伸直，頭轉向右側四五度，保持頭位；

❷ 迅速讓患者躺平，由醫護人員支撐懸空後仰三〇度的頭頸部，保持此姿勢一分鐘；

❸ 再讓頭快速向左側轉九〇度，保持此姿勢一分鐘；

❹ 然後患者側臥到左側，頭再向左側轉九〇度，保持此姿勢一分鐘，此時頭已經轉了一八〇度；

❺ 最後緩慢坐起，維持坐姿一分鐘。

此外，生活上仍須注意以下事項，可以幫助你減輕不適：

❶ **暫時停止會過度轉動頭部**、過於頻繁或是會增加頸部壓力的運動，如瑜伽、游泳、騎自行車等。

❷ **開車多利用照後鏡**，減少轉頭的機率。

❸ **戒菸**。眩暈期間盡量暫不接觸酒精飲品、咖啡、濃茶、乳製品、柑橘類水果、番茄等。

❹ **不宜長期使用電腦**，低頭滑手機。

❺ **保持睡眠充足**，盡量晚上十一點前入睡，注意枕頭之選擇應足以支撐頸部，以減低頸部壓力。

右側內耳後半規管耳石症復位法

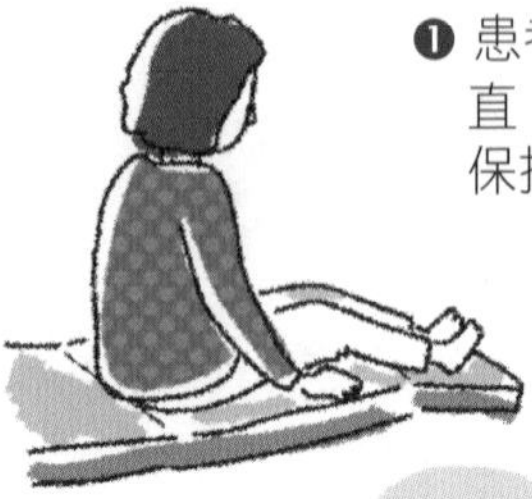

❶ 患者取坐姿，雙腿伸直，頭轉向右側 45°，保持頭位

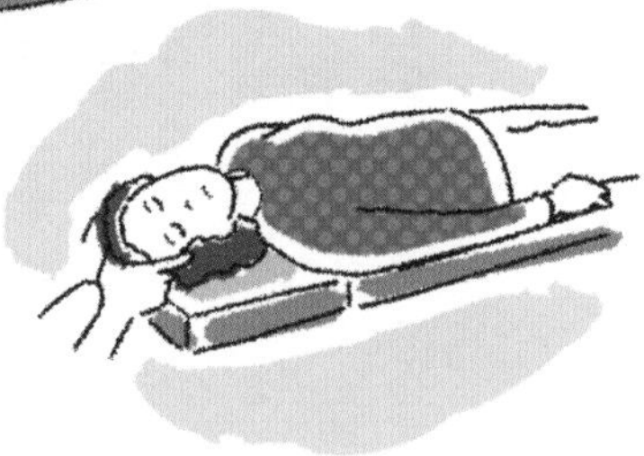

❷ 迅速躺平，由醫護人員支撐懸空後仰 30° 的頭頸部，保持此姿勢 1 分鐘

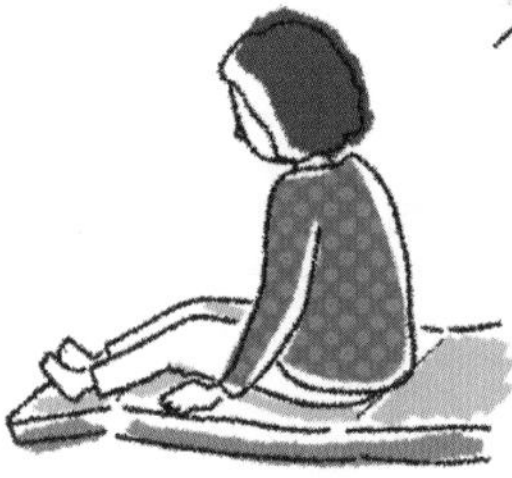

❸ 再讓頭快速向左側轉 90°，保持此姿勢 1 分鐘

❺ 最後緩慢坐起，維持坐姿 1 分鐘

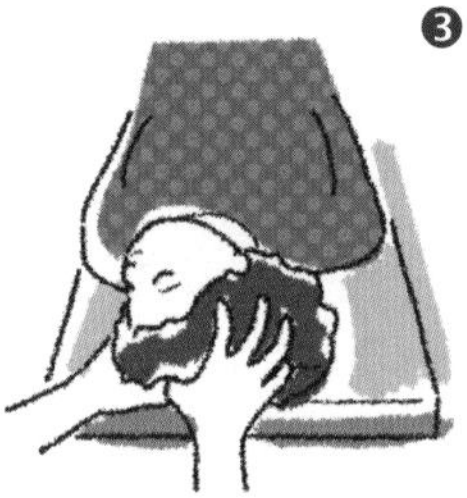

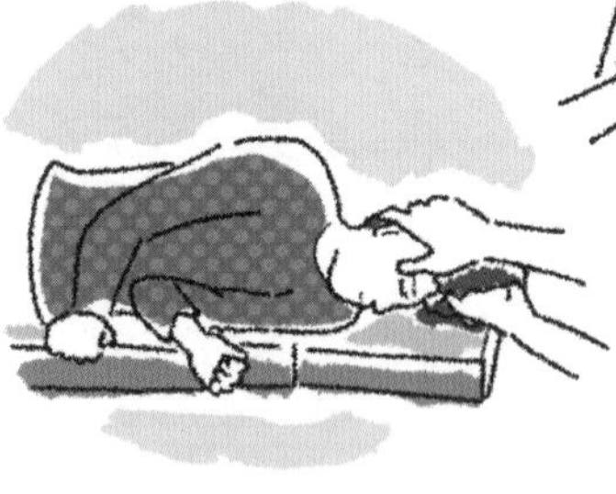

❹ 接著側臥到左側，頭再向左側轉 90°，保持此姿勢 1 分鐘，此時頭已經轉了 180°

2

耳痛、耳鳴，小症狀大麻煩

耳屎要不要清？為什麼會耳鳴？為什麼有人聽力損傷可以恢復，有人卻再也回不去了呢？有時候，耳朵發生的小問題，看似不是大毛病，卻會嚴重影響生活品質，甚至引起意想不到的後遺症，千萬不可以大意。

你一定要知道 7

耳屎到底要不要挖？

我在門診最常被問到的問題之一，就是「耳屎到底要不要挖？」求診的患者經常在看診結束後，突然開口要求「醫生，能不能順便幫我挖個耳屎？」其實，雖然被稱為「屎」，但它和我們每天排出的糞便，卻是不一樣的。

劉醫師解惑

耳垢可吸附灰塵還能抗菌防黴

在回答「耳屎該不該清之前」，我們先來認識到底什麼是耳屎？

耳屎，醫學上稱之為耳垢，主要由外耳道產出。外耳道的形狀就像沙漏，長約三公分，由外三分之一的軟骨及內三分之二的硬骨所包圍，在軟硬骨交接處，有一彎曲角度，這種巧妙的人體設計可以保護耳膜不容易受傷。

這軟骨部分的皮膚含有皮脂腺及耳垢腺（又稱耵聹腺），耳垢就是由此分泌產出，裏頭硬骨部分的皮膚則不會產生耳垢。因此，在正常情況下，耳垢只會存在耳道外三分之一處，不會跑到耳道深處。

既然是人體自己分泌的耳垢，自然就有其必要的生理功能，包括：

- 耳屎內含有溶解酶，混合了皮脂腺分泌的脂肪酸，就能產生微酸且抗菌的環境，可以保護我們的外耳道，避免細菌或是黴菌的感染。

- 耳垢對外耳道皮膚具有防水保溼功能，若沒有耳垢，外耳道皮膚會相當乾燥，以及嚴重發癢。

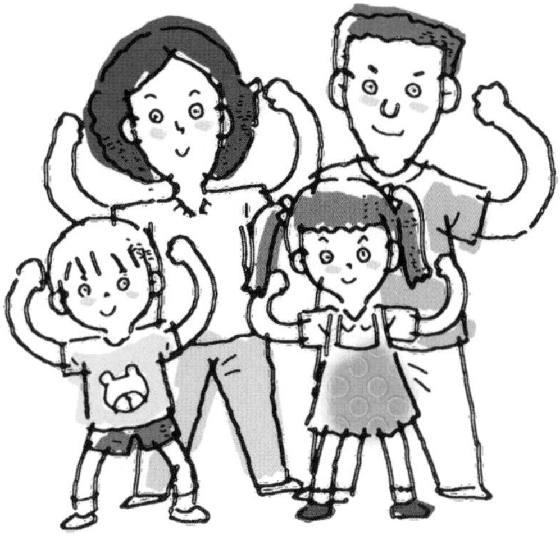

▲ 耳垢具有抗菌效果，過度清潔反而容易導致耳道發炎

耳垢如果不清理，會不會越來越多呢？其實不會。在正常情況下，我們的外耳道皮膚有自動向外移行的功能，換句話說，外耳道皮膚可以將這些耳垢向外運送並排泄出去。因此，如果你的耳垢跑到耳道比較深的地方，甚至碰觸到耳膜位置的話，很可能是你自己的問題。因為當你用棉花棒等小工具掏挖耳屎時，就可能將耳屎向耳道深處推擠，有時甚至會出現摳摟、摳摟的怪聲音。

耳垢栓塞務必請醫師處理

不過，當我們耳垢自動清除的功能變差時，就可能產生耳垢卡緊或栓塞的情形。這時，千萬別慌，趕緊找耳鼻喉科醫師幫忙取出就行了。耳垢栓塞時，會有一些症狀，如漸進性聽力喪失、耳鳴、耳悶脹感等等，建議你可以在就醫前，先點幾滴嬰兒油、甘油或者請醫師先開點軟化耳垢的耳滴劑，先讓耳垢軟化，再請醫師清理。有些人自作聰明，會滴幾滴雙氧水到耳朵裡，如此一來會產生大量氧氣氣泡以及水，不但會使耳垢脹大，若未即時清理，反而會產生更嚴重的耳脹感。

記得，盡量避免理容業者所提供的掏耳垢服務，一不小心，可能會因掏挖工具不潔造成耳黴菌感染，或是掏挖破皮造成急性外耳炎，嚴重的話，甚至可能挖破耳膜或挖斷聽小骨鏈造成聽障。長期掏耳垢，也會造成上皮細胞乾燥，進而產生嚴重耳朵癢的慢性外耳炎後遺症，千萬要注意。

總之，耳屎能不挖就不挖，如果真有必要，請找耳鼻喉科醫師幫忙吧！

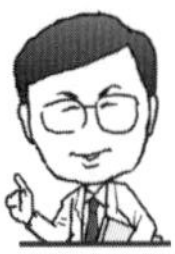

劉醫師小講堂

當心！耳朵內的蟲蟲危機

造成耳朵不舒服的原因，除了耳垢外，有時候會因為異物「入侵」，而讓我們覺得非常不舒服。入侵耳朵的異物可分為「生物性」與「非生物性」。生物性的像是蟑螂、螞蟻、蛆或其他昆蟲及綠豆、紅豆、種子等。我曾經看過住在安養中心中風的老人家，因無法動彈，結果蒼蠅飛到他耳道內產卵，竟從耳內抓出四隻蛆！除了會飛的生物外，其他非生物性的耳內異物，常見的有BB彈、棉花、衛生紙、火柴棒、項鍊珠子、塑膠片、海沙等等。

耳朵一旦發現異物，應盡速就醫，如果臨時找不到耳鼻喉科門診，就直接去醫學中心，請在急診待命的耳鼻喉科急診醫師處理。

耳中一旦有異物卻沒有即時處理的話，容易出現外耳炎、耳膜炎、耳膜穿孔、中耳炎、耳鳴、耳痛、眩暈等併發症，尤其要特別留意生物性昆蟲類，因為這些小蟲會拼命往耳道深處鑽，除了造成疼痛、發癢外，一旦鑽破耳膜，進入中耳，那麼就得住院手術修補耳膜了。

以下提供簡單的耳朵異物處理方法，提供你參考。

❶**昆蟲：**因為昆蟲有爪子及口器，一旦入侵耳道，會讓人感到相當刺痛。最好先在外耳道灌入甘油、沙拉油、嬰兒油等讓昆蟲窒息。這類油並不會刺激外耳道，程序是先將耳垂往外拉，灌入二至三毫升的油，並趕緊到醫院夾出。

❷**非昆蟲：**千萬不要試圖用手指掏挖，有可能造成異物坎入更緊，甚至造成耳膜穿孔，最好盡快就醫。一般幼童因為無法安靜配合醫師，有時必須上全身麻醉才能取出。

我碰過最誇張的是一位女士，原以為耳朵發癢是耳屎的關係，結果仔細一看，赫然發現一隻蜘蛛跟我對看，這則新聞當時還登上各大媒體。

你一定要知道 8

為什麼我突然聽不見？

丁小姐是一名三十五歲的家庭主婦，平時身體狀況不錯，但某天早上起床，左耳出現嚴重耳鳴，剛開始她以為是鼻過敏引起的耳咽管阻塞，所以並沒放在心上，沒想到下午接聽電話時，左耳幾乎完全聽不見聲音，這時才發覺事態嚴重，趕緊就醫。經過門診診斷後，我告訴她這是突發性耳聾，於是丁小姐接受我的建議，立即辦理住院治療。

丁小姐的症狀，是典型的突發性耳聾，患者通常能明確告訴醫師是一天中的什麼時候出現耳朵不適。根據統計，大多數（約三分之一至二分之一）患者都發生在早上剛睡醒時，且多數為單耳，並常伴隨耳鳴、耳悶塞等症狀，偶爾甚至會眩暈或是頭暈。

不過，聽不見聲音不一定就是突發性耳聾，耳鼻喉科學界對突發性耳聾有嚴謹的定義，須符合以下三點才算：

- 三天之內才發生的聽力下降。
- 聽力學檢查出現鄰近三個音頻的聽力下降，例如一〇〇〇、二〇〇〇、四〇〇〇赫茲（Hz）。
- 大於三〇分貝聽力閾值的感音性聽損。

劉醫師解惑

突發性耳聾黃金治療期只有 7 天

突然發現自己聽不到，患者通常會相當驚慌，並急著找原因。雖然醫生會盡可能想辦法尋找原因，不過高達五成以上的患者，卻沒辦法得到明確的答案，因為內耳身處顱內，加上構造極小，透過影像或是血液檢查只能找出一些可能的病因，卻沒辦法百分之百確定。以下是幾種可能導致突發性耳聾的原因：

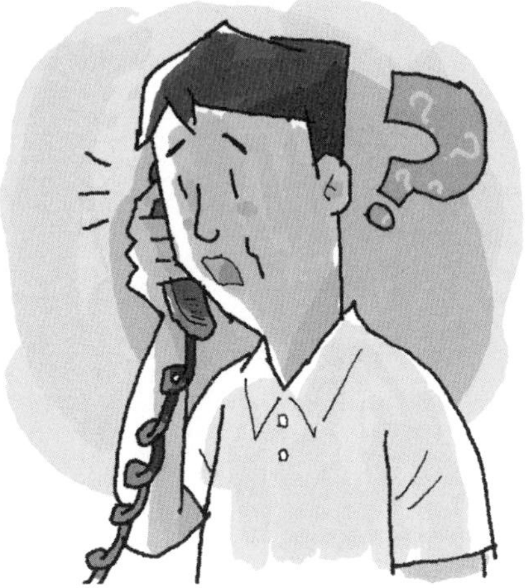

▲ 若有突然聽不見或聽不清楚的情況，請盡快就醫檢查

突發性耳聾的可能原因

❶**病毒感染：**患者可能在發作前一到兩週有感冒或是上呼吸道感染的病史，使病毒經血液循環進入內耳，感染內耳神經細胞，造成神經發炎，也可能是帶狀皰疹病毒活化所造成，通常要用抗病毒藥物或是類固醇來緊急治療。

❷**血液循環障礙：**這種情形是支配內耳聽覺細胞的血管因為痙攣或血栓、栓塞，造成內耳神經缺氧，導致突然聽障，這也是為何有人稱突發性耳聾為耳中風的原因，不過其他原因造成的突發性耳聾，就不適合以耳中風稱

之。許多年紀大、抽菸、糖尿病、高血脂症、高血壓、心臟病患者，因為血液循環較差，併發突發性耳聾的機率也較高。

❸**內耳神經腫瘤：**這是最讓耳鼻喉科醫師擔心的原因了。根據統計，約二％至一〇％的突發性耳聾是因內耳神經或是小腦橋腦區域出現腫瘤所造成，所以醫師會視情形安排腦部磁振造影來確認。

❹**其他原因：**有些自體免疫疾病患者，如類風溼性關節炎、紅斑性狼瘡、多發性軟骨炎，或是內耳感染梅毒螺旋體，都有可能造成突發性耳聾。此外，先前提到的梅尼爾氏症，也會跟突發性耳聾混淆，須靠醫師診斷。

及早治療，治癒機會才會高

突發性耳聾是耳鼻喉科的急症，得盡速就醫。治療黃金期約一週，拖得越久，治癒機會越少。通常醫師會建議病人住院臥床休息，並以靜脈注射類固醇以及低分子量葡萄糖聚合物，以促進血液循環。不過，越來越多趨勢是直接注射類固醇到中耳腔內，也有少數醫師建議以高壓氧治療。此外，也有統計指出，只要臥床靜養，自行恢復也是有可能的，但我建議一旦出現症狀，最好先找耳鼻喉科醫師仔細治療較恰當。

大致說來，突發性耳聾的治癒率約六成至八成，換句話說，仍有二成至四成患者治療效果不好。不過及早接受正確的診斷治療，其治癒率仍較未治療者高。錯過黃金治療期的患者，我建議繼續服用血液循環劑、B群維生素半年以上，因為我發現，少數患者在持續治療時，聽力仍然會有小幅度漸漸進步的機會。

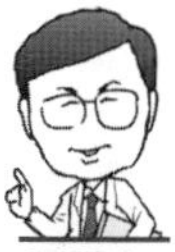

劉醫師小講堂

什麼是分貝和頻率？

分貝（dB）是聲音強度的測量單位，也就是用來表示聲音大或小的單位，比如說五〇分貝的聲音聽起來會比三〇分貝來得大聲。如果以環境聲音大小來看，安靜的臥室約二〇分貝，客廳或是圖書館大約四〇分貝，一般對話約六〇分貝，街道約八〇分貝，工廠可能會到九〇分貝，工地大約是一〇〇分貝，放鞭炮約一二〇分貝，至於飛機起飛會大到一四〇分貝。

頻率，簡單說就是聲音的高低音，頻率所使用的單位是赫茲（Hz），人類所能聽到聲音的範圍大約在二〇至二〇〇〇〇Hz之間，一般說話多落在五〇〇至二〇〇〇Hz的頻率之間。高頻率的聲音聽起來比較高亢，例如歌星張惠妹的歌聲，低頻率的聲音聽起來就比較低沉，就像是蔡琴的歌聲。

耳中風的人也會腦中風嗎？

聽到耳中風，很多人都擔心會增加以後發生腦中風的機會，事實上，台灣在不同時期、不同醫院做出的研究結果很不同。

二〇〇九年台北醫學大學研究認為，突發性耳聾之後五年，患者發生腦中風風險是其他無突發性耳聾患者的一・六四倍；而二〇一三年台北榮總的研究，並未發現突發性耳聾的病患中風機率會增加，但是年紀大、高血壓、冠狀動脈心臟病、有中風病史的突發性耳聾患者，發生腦中風者確實較多。

所以有心血管疾病的突發性耳聾患者，未來須提防發生腦中風的可能，而其他原因的突發性耳聾年輕患者，倒不必過度緊張。

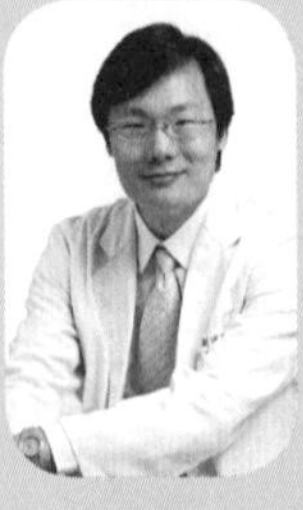

擊退突發性耳聾之自然營養療法處方箋

□營養醫學處方（治療劑量及搭配種類應依患者的年齡、體重、臨床症狀、藥物治療內容而有所變化）

❶**天然魚油（TG型式）：**每日一〇〇〇至二〇〇〇毫克天然魚油，分早晚服用，其EPA及DHA具有活絡紅血球、改善內耳循環、降低血脂特性，可促進內耳及腦神經循環。

❷**維生素B群（包含B_1、B_2、B_3、B_6、B_{12}及葉酸）：**早午各一粒包含六毫克B_1、六・五毫克B_2、七五毫克菸鹼醯胺（B_3）、七・五毫克B_6、九〇〇微克葉酸、九微克B_{12}的B群維生素，可幫助內耳前庭神經的穩定，不過，約五％人服用B群會影響睡眠，不建議耳鳴嚴重的患者晚間服用。

❸**銀杏葉萃取物：**每日八〇至二四〇毫克，具有抗氧化以及減少血栓形成的效果，可以改善腦及內耳血管缺氧情形，促進末稍血液循環。

❹**輔酵素Q_{10}：**每日九〇至一二〇毫克，可降低內耳毛細胞粒腺體的損傷，減少聽損以及耳鳴風險。

❺**退黑激素：**睡前一至五毫克。退黑激素是腦內松果體分泌的一種激素，可以調控睡眠和睡眠節律，緩解突發性耳聾患者的失眠。

❻**抗氧化劑維生素E：**每日二〇〇至四〇〇國際單位，可以增加抗氧化力，減少自由基對體內脂質的氧化，降低耳神經及腦神經髓鞘膜的氧化壓力。

你一定要知道 9

耳鳴有辦法醫治嗎？

一名四十三歲的女士因為長期耳鳴，求診過多名醫生，始終無法減緩耳鳴造成的困擾。她一邊說，一邊掉眼淚，說自己耳鳴到得了憂鬱症。她說，很多耳鼻喉科醫師都要她與耳鳴「和平共存」，可是她就是無法不注意到耳鳴，該怎麼辦呢？

劉醫師解惑

大多數耳鳴只有患者自己聽得見

所謂耳鳴就是耳中持續或間斷地聽見不同頻率的聲音，病患描述的字眼有「嘰嘰」、「嘶嘶」、「嗡嗡」、「隆隆」、「沙沙」或是像海浪拍打岩岸的聲音等。耳鳴的聲音大多為病人自覺而他人無法聽到的聲音，因此又稱為主觀性或自覺性耳鳴。不過，極少數的耳鳴患者則是旁人也聽得見，稱為客觀性或他覺性耳鳴。

此外，耳鳴的形式還分成單側性及雙側性耳鳴；依照頻率感覺，大多數病人屬於高頻性耳鳴，例如嘰嘰蟬叫聲，部分為中低頻性耳鳴，例如「隆隆」聲。

如果你因耳鳴到耳鼻喉科求診，必須告訴醫師何時開始發生耳鳴，是一邊還是兩邊耳朵都有，有無其他伴隨症狀，如暈眩、頭痛、頭暈、聽力喪失、耳痛等，以及是否暴露在環境噪音下，例如工廠。若有內科疾病，如糖尿病、高血壓、心臟病、高血脂症、甲狀腺疾病、睡眠呼吸中止症，或是最近是否有頭部外傷或感冒等等，也必須明白告訴醫生。

耳鳴的診斷與檢查

為了確認耳鳴發生的原因，耳鼻喉科醫師會仔細檢查患者的外耳、耳膜、鼻腔、咽喉，還會進行頸部血管之聽診及顳顎關節之觸診，以及聽力學檢查，來確認耳朵聽力閾值（最小可聽到的分貝數值）之曲線。

與耳鳴有關的疾病相當多，但主要可分為以下幾項：

- 不明原因：大多數的耳鳴都找不出原因，但不代表治癒無望。
- 外耳炎、耳道異物、耳垢過多、耳膜穿孔、中耳積水、慢性中耳炎、珍珠瘤。
- 耳咽管阻塞或是過度開放。
- 耳朵附近組織有血管變異或血管瘤。
- 因耳咽管或咬合顳顎關節附近的肌肉收縮。
- 因為急性音響創傷（急性強大音量造成之聽力損傷）及長期高分貝之噪音傷及內耳，造成如「嘰嘰」聲的高頻率耳鳴。
- 老年退化性感音性聽障（耳神經老化），伴有耳鳴。
- 腫瘤性耳鳴：這是最讓人焦慮的，包括鼻咽癌、腦部聽神經瘤或其他小腦橋腦角腫瘤，病人通常會因單側耳鳴前來求診。
- 外淋巴瘻管：病人因用力運動或中耳壓力急劇變化，造成內耳外淋巴液漏到中耳腔，病人會有浮沉頭暈感、聽力喪失、耳鳴等情形。
- 有些藥物如抗生素類（如 gentamicin、

正常聽力圖

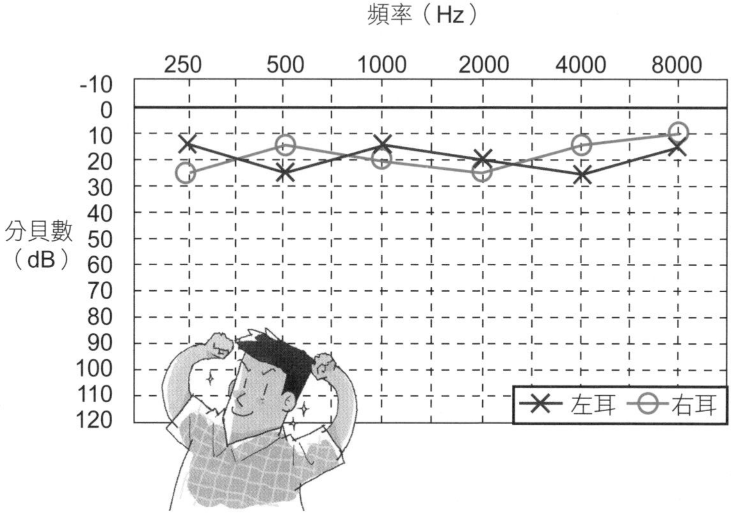

streptomicin、kanamicin等）、利尿劑、阿斯匹靈、奎寧、化療藥物，可能會造成內耳毒性，產生眩暈、耳鳴或聽障等之症狀。

- 高血脂症、高血壓、糖尿病等會造成內耳耳蝸支配血管之循環障礙缺氧，引起耳鳴。
- 梅毒感染影響至內耳，產生眩暈、耳鳴、聽力喪失之症狀。
- 梅尼爾氏症。
- 突發性耳聾。
- 因頭部外傷造成聽覺神經路徑損傷。
- 耳硬化症：這是聽小骨磴骨足板產生海綿樣變性鈣化，而造成傳導性聽障或耳鳴。
- 精神疾病：此類病人抱怨會聽到不合理之人聲或其他聲響，此為幻聽。

常見耳鳴治療方法

想要治療耳鳴，就必須針對症狀，用對方法，一般常見的療法有以下幾種：

- **藥物：**包括促進血液循環藥物、安神劑、血管擴張劑等。
- **手術：**例如針對耳膜破裂的耳膜修補手術。
- **配戴助聽器：**有些高頻性聽障可配戴助聽器矯正聽力，對於耳鳴緩解也有幫助。
- **耳鳴遮蔽療法：**進行遮避療法前，醫師及聽力師會幫患者找出耳鳴頻率以及音量大小，然後將該耳鳴雜音設定在遮蔽療法機器內，請患者每日連續聽一至二小時，做法有點類似讓耳神經產生耳鳴疲勞，因而忽略耳鳴。研究發現，約有四〇至六〇%的患者在遮蔽療法後會短暫成功阻斷耳鳴，但復發率高。
- **耳鳴減敏療法（Tinnitus Retraining Therapy, TRT）：**這是目前耳鳴治療的主流。你一定有這樣的經驗，處在一個吵雜的環境中，我們通常不會注意到背景雜音，但一旦出現熟悉的聲音，譬如家人叫你名字，你會立刻注意到此聲音，這代表大腦有一種篩檢聲音的特殊功能，所以學者專家就研發出這種讓耳鳴不被大腦捕捉到的治療法。

耳鼻喉科醫師面對耳鳴患者時，必須扮演諮商師的角色，詳細解說耳鳴機制，並告訴患者耳鳴並不可怕，以免加重患者焦慮。

我常跟耳鳴患者比喻，內耳聽神經就好比鋼琴琴鍵，之所以會出現耳鳴，可能是某一琴鍵卡住，不斷發出聲音，但不會傷害身體，並且建議患者配合不同於耳鳴聲的放鬆音樂療法。

這種TRT療法，可以幫助患者無形中將耳鳴「洗掉」，研究發現，約八成患者可以經由此療法治癒耳鳴。

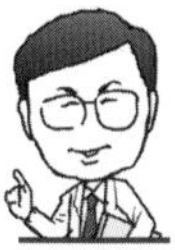

劉醫師小講堂

銀杏可幫助減緩頭暈耳鳴嗎？

銀杏（Ginkgo biloba）之所以有名氣，是因為它的壽命可以長達三千年，所以被稱做是植物界的活化石。

銀杏原產於中國，後來許多國家紛紛引入。德國人從銀杏葉萃取出銀杏酯進行臨床研究，發現它對人體有許多保健功效，包括間歇性跛行、失智症、阿茲海默症等，現在也發現銀杏除了銀杏酯外，還有異銀杏黃素、銀杏醇、配醣體等具有抗氧化之成分。不過，銀杏果含有微量氰酸，不宜多量直接吃，也盡量不給小孩、孕婦服用，以免發生中毒的問題。

銀杏葉萃取物具有抗氧化以及減少血栓形成的效果，可以改善血管缺氧、血中脂質過氧化的問題，能有效促進全身血液循環，尤其是末稍血液循環，所以許多廠商也宣稱銀杏萃取液對於末梢血液循環障礙造成的耳鳴、眩暈等症狀，有很好的效果。

根據二〇一四年一項韓國研究發現，銀杏萃取物與cilostazol合併使用，可以避免化療藥物對於內耳聽覺平衡系統的破壞，可見銀杏對內耳神經存有某種程度的保護機制。

我曾在一次耳鳴研討會中聽到一位深受耳鳴困擾的耳鼻喉科醫師提出個人看法，他的耳鳴只有服用銀杏萃取物才有效，所以如果沒有經濟壓力，頭暈耳鳴的讀者定期補充銀杏萃取物，我是認可的。

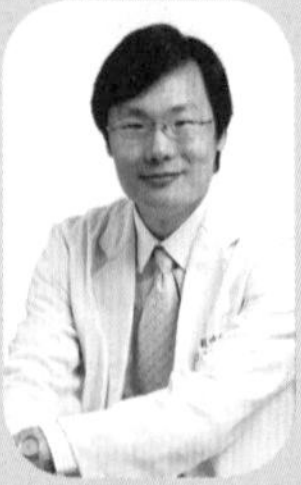

擊退耳鳴之自然營養療法處方箋

□生活處方

❶**音樂療法**：選擇適合自己的天然音樂，如海浪聲、鳥叫聲、水晶音樂等，每日以喇叭輕音量播放，時間地點自訂，具有緩和情緒、遮蔽耳鳴之功效。但不宜長期使用耳機大聲聽音樂，有可能造成聽神經受損，增加耳鳴機率。

❷**舒緩壓力**：以藝術文藝欣賞、靜坐冥想、旅遊、社區活動參與等方式來進行舒壓，如此可以降低自律神經緊張，分散對耳鳴的注意力。

❸**每日自我穴位按壓**，包括耳穴的耳門、聽宮、聽會、翳風穴位以及手部合谷、內關穴，按壓三至四次，每次五分鐘。依照中醫腎開竅於耳理論，可再按壓腎經穴位，如足底板湧泉穴。

❹**適度規律的運動**：每日曬二十至三十分鐘太陽，適度運動，以緩和規律的運動如快走、慢跑、氣功、太極拳為主，但轉頭過於頻繁或是會增加頸部壓力的運動如瑜伽、游泳、騎自行車，應量力而為，如會增加耳鳴機率，應暫停。

❺**戒菸**。飲食原則盡量低鹽飲食，暫不接觸酒精飲品、咖啡、濃茶、可樂、乳製品、人造奶油、巧克力、柑橘類水果、番茄等。但是菊花茶、百里

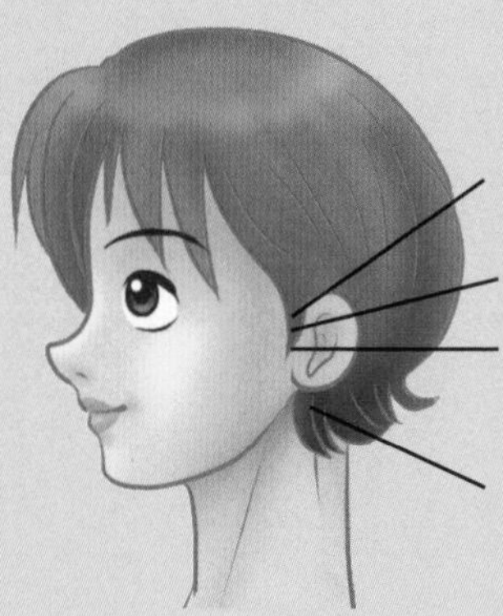

香或是薄荷茶可舒緩情緒，少量飲用可減輕焦慮，改善耳鳴。

❻**睡眠充足：**晚上盡量十一點前入睡，注意枕頭之選擇應足以支撐頸部，以減低頸部壓力。

□營養醫學處方（治療劑量及搭配種類應依照患者的年齡、體重、臨床症狀、藥物治療內容而有所變化）

❶**天然魚油（TG型式）：**每日一〇〇〇至二〇〇〇毫克天然魚油，分早晚服用，其EPA及DHA具有活絡紅血球、改善內耳循環、降低血脂特性，可促進內耳及腦神經循環。

❷**維生素B群（包含B_1、B_2、B_3、B_6、B_{12}及葉酸）：**早上一粒包含六毫克B_1、六・五毫克B_2、七〇毫克菸鹼醯胺（B_3）、七・五毫克B_6、九〇〇微克葉酸、九微克B_{12}的B群維生素，可幫助內耳前庭神經的穩定。不過約五%人口服用B群會影響睡眠，不建議耳鳴患者晚間服用。

❸**銀杏葉萃取物：**每日八〇至二四〇毫克，具有抗氧化以及減少血栓形成的效果，可改善腦及內耳血管缺氧情形，促進末稍血液循環。

❹**輔酵素Q_{10}：**每日九〇至一二〇毫克，降低內耳毛細胞粒腺體的損傷，減少聽損及耳鳴風險。

❺**退黑激素：**睡前一至五毫克。退黑激素是腦內松果體分泌的一種激素，可以調控睡眠和睡眠節律，緩解耳鳴患者的失眠程度。

❻**礦物質鈣、鎂、維生素D_3：**每日六〇〇至九〇〇毫克鈣、一〇〇至二〇〇毫克鎂、二〇〇國際單位的維生素D_3，可舒緩神經興奮，減低血管攣縮，具有鎮靜安神解壓之作用。

❼**抗氧化劑維生素E：**每日二〇〇至四〇〇國際單位，可以增加抗氧化力，減少自由基對體內脂質的氧化，降低耳神經及腦神經髓鞘膜的氧化壓力。

你一定要知道 10

為什麼搭飛機耳朵就痛？

一名長官有天急忙打電話給我，說他可怕的夢魘不知如何解脫。原來他剛從國外開會回來，坐了十多個小時的飛機，當飛機從高空下降時，兩隻耳朵就開始發脹，聽不清楚，其中一隻耳朵還嚴重疼痛，就算飛機降落，甚至回到家中都沒有好轉，只好趕緊跟我聯絡，很怕耳膜破裂。

當我仔細檢查後，發現他的耳膜雖然沒破，但中耳腔嚴重鼓脹、積血，應該是飛機起飛或是下降時，因耳咽管阻塞，無法開通，造成中耳黏膜氣壓傷，產生積水或更嚴重積血，醫學上稱之為耳氣壓傷。在緊急實施耳膜穿刺，並將積血吸出後，耳朵的聽力很快就恢復了。

劉醫師解惑

耳咽管負責平衡中耳腔壓力

搭飛機耳朵痛千萬別不當一回事，許多耳咽管功能不好的朋友，一說到搭飛機都會感到害怕，有些人甚至只要一爬山，也有可能因為耳咽管不通而造成聽力下降、悶塞，講話時出現魔音傳腦的感覺。

為什麼耳咽管不通，會造成耳痛並影響聽力呢？首先得先了解耳咽管的構造。

耳咽管又稱「歐氏管」，是一條連接中耳腔與鼻腔深處的管子，耳咽管平時會稍微閉合，一旦中耳壓力過低或過高時，它就會自動打開以平衡中耳壓力。

它的重要性可在你搭乘飛機時看出來，倘若飛機起降時，耳咽管無法及時打開，就會出現急性耳悶塞感、聽力喪失、耳痛等症狀。

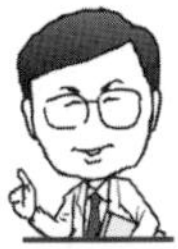

劉醫師小講堂

預防搭飛機耳痛的小祕訣

想要避免飛機起降時耳痛的困擾，不妨試試下列方法：

❶飛機上升或下降時咀嚼口香糖或口含薄荷糖，增加吞嚥次數，並配合張口做打哈欠的動作，可以增加顳顎關節運動，連帶耳咽管肌肉收縮，協助耳咽管開通，平衡中耳壓力。

❷閉氣吹氣法。方法是先吸滿一大口氣後憋住，將兩鼻孔捏緊，鼓起腮幫子，再以臉頰與喉部肌肉用力將氣吹入後鼻部，有時會聽到「啵」一聲，這表示耳咽管被吹開了，耳朵通了。

❸襁褓中的嬰孩可於飛機起降時餵食或吸吮奶嘴，會有類似的效果。

❹如患有重感冒、鼻過敏、慢性鼻竇炎時，應於搭機前先找醫師治療，並請醫師開些幫助耳咽管消腫的藥物，如抗組織胺、黏膜收縮藥、類固醇等，於上飛機前十二小時服用。

❺如果經驗上連預先吃藥都無法降低搭飛機耳痛時，可以請耳鼻喉科醫師出發前一天在耳膜上穿刺一小洞，如此可以維持三至五天的中耳壓力平衡，穿刺耳膜時會痛一下，不過一般耳膜癒合很快，不太會有後遺症。

你一定要知道 11

耳膜破了能修補嗎？

一名二十歲的大學生，與同學結伴去參加一年一度的鹽水烽炮慶典，在裝備齊全下，沖天炮還是突破重圍在他右耳邊爆炸。霎時右耳疼痛不說，同時還出現耳鳴和重聽，於是他趕緊來掛急診，檢查後發現右耳膜全破了。我說一定要開刀修補耳膜，但是因為耳神經受損，即使補好耳膜，聽力也不能完全恢復正常。

還有就讀高三的女孩來看門診，陪她來的是同班的男朋友。經檢查，女孩是左耳耳膜破裂，原來這對熱戀的情侶因激烈接吻，可能是中耳產生快速氣壓變化，導致耳膜破裂，或是男生直接親吻女生耳朵，造成外耳道氣壓變化，造成耳膜穿孔，最後非得進行手術才行。

劉醫師解惑

耳膜破裂原因百百種

臨床上碰到耳膜破裂穿孔的情形並不少見，主要原因有下列幾種：

- **暴力受傷型：**最常見於家庭中太太被先生摑掌，或小孩被家長打耳光，或是車禍頭部受到撞擊。患者應在受傷後二十四小時內至醫院檢查，耳鼻喉科醫師會記錄耳膜穿孔形狀，以便日後開具診斷證明。
- **音壓爆炸型：**這類病人通常因某次強烈爆炸，例如工安事故、爆破現場、鞭炮近距離

耳朵的構造

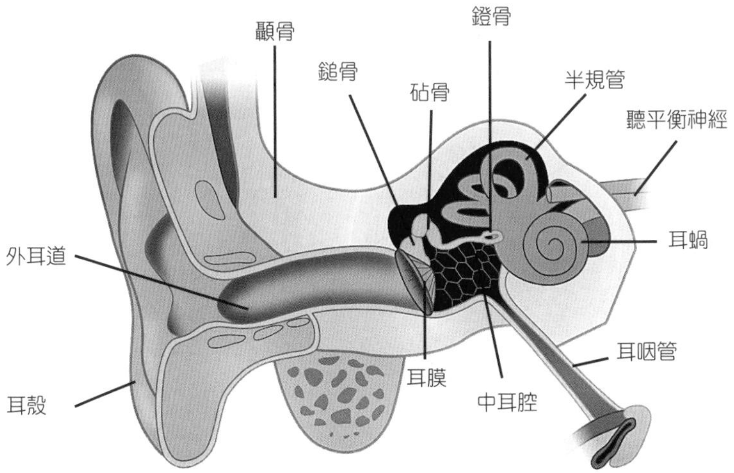

爆炸等造成耳膜破裂。

- **漫不經心型：**這類病人因自行以牙籤、筆心、棉棒等掏挖耳垢，結果不小心挖得過深，造成耳膜穿孔。也有理髮店師傅清耳垢時，不小心被挖破耳膜。我還碰過一位五歲小朋友因好奇將魷魚絲搓入耳內，造成耳膜破裂的案例。
- **運動傷害型：**例如發生於潛水運動或游泳時，若訓練不當或裝備不良，可能會造成潛水性耳傷，進而使耳膜破裂。
- **職業傷害型：**像是必須在地底工作的人（如開鑿隧道或地鐵），因氣壓變化出問題，或是從事與強烈噪音有關的工作人員（如爆破專家或氣動板手操作人員等），或是軍警打靶演習，造成耳膜破裂。
- **天雷地火型：**就如前面提到的案例一般，熱戀中的情侶，可能在接吻時天雷勾動地火、一發不可收拾，而造成耳膜破裂。

- **天長地久型：**這類病人可能從小就反覆發作急性中耳炎，最後造成慢性中耳炎，常常流膿，結果耳膜呈現長期穿孔，癒合不易。
- **臥虎藏龍型：**這類病人的穿孔比較可怕，因為穿孔只是一個表象，實際上可能在中耳看不到的地方，有膽脂瘤存在而不自知。（膽脂瘤即珍珠瘤，一定要開刀取出，不過就算是有經驗的耳科醫師也可能遺漏。）

耳膜不補，聽力將逐漸下降

耳膜到底要怎麼補呢？這應該是很多讀者的疑惑吧！其實，嚴格說來，不是補耳膜，而是重建鼓室。

我們耳內的「中耳腔」，醫學上稱之為「鼓室」，外側是耳膜（亦稱鼓膜），內側是鼓岬，上為上鼓室，可與耳後乳突骨相通，前下為歐氏管開口，可通至鼻咽腔。鼓室內含有三塊聽小骨，分別為鎚骨、砧骨以及鐙骨。

我們之所以聽得到聲音，就是經過耳膜震動，傳到三塊聽小骨鏈，最後傳到內耳耳蝸，再以電流型態經聽神經傳至大腦內。所以耳膜破裂一旦藥物治療無效時，就需以手術來修補耳膜，並且重建聽小骨之連續性、移除中耳腔之發炎病變，醫學上通稱為「鼓室成型術」（tympanoplasty）。

這種手術最早在一九五三年由西德 Zolner 與 Wullstein 教授提出，當初依修補方式之不同而分為五個型式。大家所熟悉的耳膜修補術即是第一型，這也是目前較常見的鼓室成型術。醫師可依病人的情況以全身麻醉或局部麻醉進行手術，手術後一般需住院一至二天。

劉醫師小講堂

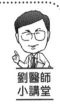

認識耳內珍珠瘤

十多年前，一名太太因耳朵流膿來門診治療，結果診斷為中耳珍珠瘤併中耳炎。聽到珍珠瘤時，她的兒子瞪大眼睛看著我說：「耳朵內也會長珍珠，這也太奇怪了。」

其實珍珠瘤在醫學上稱為膽脂瘤，因為色澤與珍珠類似，而有珍珠的稱號。膽脂瘤並非真正的腫瘤，而是角化鱗狀上皮累積於中耳裂的構造內，雖然沒有惡性細胞在內，但因具有破壞力，且會造成許多併發症，因此不處理是不行的。一般來說，按照發炎的起始機轉不同，可分為先天性膽脂瘤和後天性膽脂瘤。

一旦出現膽脂瘤，就一定要開刀，因為若不處理可能造成聽力喪失、眩暈、耳鳴、顏面神經麻痺、腦膜炎、腦膿瘍、耳後皮下組織膿瘍等併發症。治療以手術清除為主，不過復發率約五至一〇%。

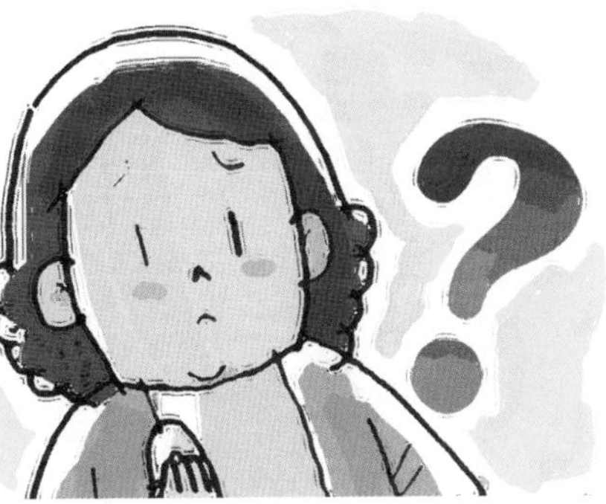

▲ 膽脂瘤因為色澤近似珍珠，故有「珍珠」的稱號

你一定要知道 12

為什麼年輕人和老人家一樣重聽？

多年前，一名十五歲青少年被媽媽「請來」看診，因為媽媽覺得他的聽力好像下降，在家中叫他名字，卻經常不大理人。經過聽力檢查後，這青少年兩邊耳朵聽力閾值（可聽到的最小音量）已降到四〇分貝，一般人正常聽力閾值是二五分貝以下。換句話說，十五歲的他和老人家的聽力一樣。追查原因才發現，他每天都用MP3耳機聽音樂，陶醉在重金屬音樂的他，連睡覺時也帶著耳機。我告訴她母親這種聽力損傷屬於內耳神經受損，基本上無法回復，這樣的結果讓媽媽相當傷心，因為為了讓小朋友高興盡量順著他，沒想到卻造成聽力無法恢復的悲劇。

劉醫師解惑

日常環境噪音也會謀殺聽力

- **急性音響創傷（Acoustic Trauma）**：也就是突然發生巨大音量之後造成的耳聽力損傷，最常見於爆破、打靶、燃放鞭炮、演唱會等會產生巨大音量的場合。台灣每年的鹽水烽炮熱潮來臨時，一定會發生一些此類病例。症狀可能有耳痛、耳朵出血、耳鳴、聽力障礙或眩暈等。有些病人會伴隨耳膜穿孔或聽小骨斷裂之情形，這些都可用外科顯微手術矯正，但若傷及內耳耳蝸之感覺神經細胞，就可能產生不可恢復之破壞，在做聽力圖時，會發現高頻聽力（四〇〇〇至八〇〇〇Hz）損傷。

- **噪音誘發性聽障（Noise-Induced Hearing Loss, NIHL）**：因長期暴露在噪音下產生之聽力障礙。許多職業或是環境都有可能造成，包括機械土木工程人員、廚師、音樂家、KTV或是舞廳等。現代人因為喜好使用智慧型手機，隨時將自己「隱身」於音樂情境中，或是在吵雜環境中將耳機音量開得太大，以杜絕環境噪音，這種「以暴制暴」的結果，就是造成聽覺神經損傷。

想知道聽力好不好，醫生會從患者可聽到的分貝數來做判斷。分貝是評估音量的參數，零分貝是完全無聲音的境界，至於背景聲音分貝強度的判斷，則可參考以下標準：

這些背景聲音分貝有多少？

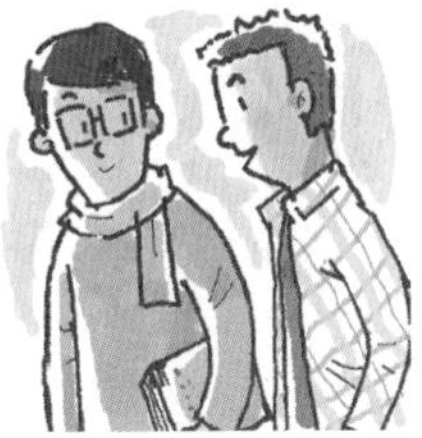

▲ 正常交談 50 ～ 60 分貝

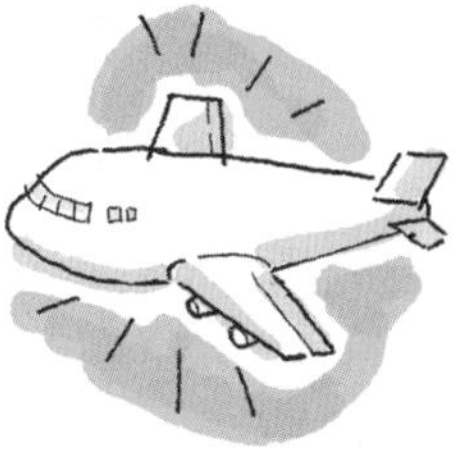

▲ 機場 100 分貝以上

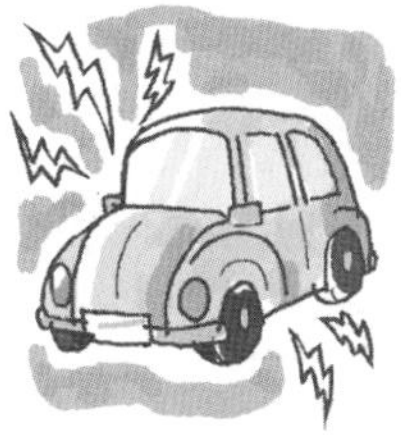

▲ 尖峰時段交通 70 ～ 90 分貝

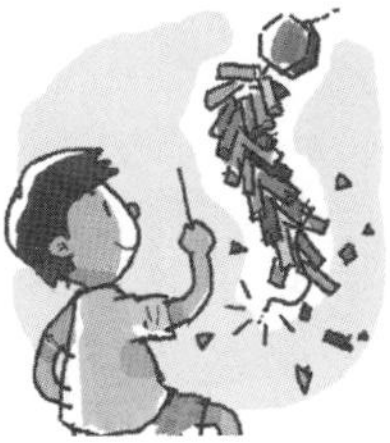

▲ 鞭炮 120 分貝以上

①呼吸聲約十分貝。

②耳語聲約三〇分貝。

③正常說話聲約五〇至六〇分貝。

④交通繁忙之街道約七〇至九〇分貝。

⑤機場或ＰＵＢ約一〇〇分貝以上。

⑥打靶或鞭炮爆炸聲約一二〇分貝以上。

研究發現，一個人長期處於七十分貝以上的環境，會造成自律神經失調、緊張、易怒、高血壓、失眠等狀況。那麼，每一天到底可以暴露在多少分貝噪音底下呢？

我國針對勞工作業場所噪音管制之規定，是參考美國國家環境職業所的規範，所制定之勞工安全相關法令，內有保護勞工聽力之「勞工暴露於連續性或間歇性噪音之噪音音壓及其對應之工作日暴露容許時間表」，不光是勞工，所有人都應謹記在心，若真能落實，才能避免噪音誘發聽力損傷的遺憾。

小心！有些聽力損傷無法回復

為何有些聽力障礙可以恢復，有些可以手術，有些卻無法回復呢？關鍵在聽力損傷的分類。因此，如果你的醫師告訴你，你的聽力損傷屬於哪一種類型，你心裡就有底了。

❶**傳導性聽力障礙：**聽障發生部位在外耳（如耳垢栓塞）至中耳區域（如耳膜穿孔），可以藉由手術或是藥物來改善此型聽力。

❷**感音性（又稱神經性）聽力障礙：**此種聽障發生於內耳至中樞神經之區域，一般無法回復，但配戴助聽器對聽覺會有助益，如果是雙耳重度聽障，可以考慮植入人工電子耳來重建聽力。

❸**混合性聽力障礙：**即是合併了傳導性及感音性聽障。

暴露在噪音環境的時間上限

工作日暴露容許時間（小時 / 每日）	背景噪音分貝數（分貝）
8	**90**
6	**92**
4	**95**
3	**97**
2	**100**
1	**105**
1/2	**110**
1/4	**115**

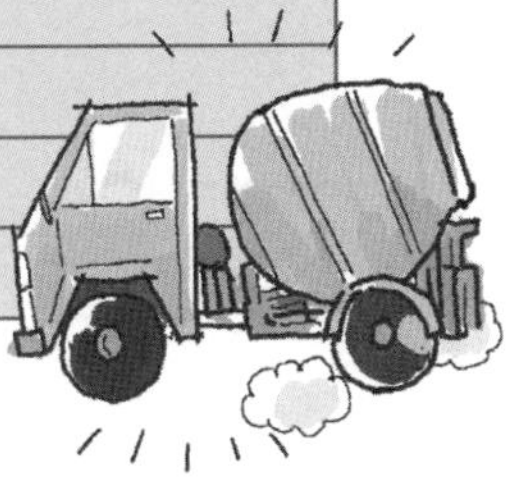

當然，預防勝於治療是治療聽損的重要原則，以下是針對噪音引發聽損危害的幾點建議：

❶在任何高分貝噪音情形下，發生急性聽力喪失、耳鳴、耳痛或眩暈者，請盡速就醫以挽救聽力，一般黃金治療期在二十四小時之內。

❷注意本身職場或居住處之背景噪音值，以增加自身之聽力安全。各位讀者可以參考上表的噪音音壓及其對應之工作日暴露容許時間表，若要偵測噪音，也可購買噪音器，或是以智慧型手機下載免費噪音偵測APP軟體。

❸以棉花塞耳對聽力防護一點用處都沒有，可以依照自己需求訂做防音式耳塞或耳罩，平均能阻擋二〇至三〇分貝。

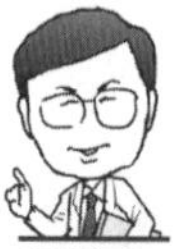

劉醫師
小講堂

自我聽力評估檢測

以下是國內專家參考美國耳鼻喉頭頸外科醫學會聽力自我評估表，所製作的簡易自我聽力評估檢測，可以作為讀者自我評估參考。

問題	經常（2分）	偶爾（1分）	未曾（0分）
❶ 聽不見或聽不清楚高音的聲音？			
❷ 在公共場合溝通或聆聽有困難？			
❸ 無法有效的在電話中交談？			
❹ 家人抱怨你將電視或音樂開的太大聲？			
❺ 常聽不見別人背後呼喚你？			
❻ 交談時經常要求對方重複說過的話？			
❼ 周遭的人反應你說話聲音太大聲？			
❽ 常覺得別人跟你說話像是在喃喃自語？			
❾ 對孩子和女性的聲音有聽取困難？			
❿ 當有背景噪音時，了解對話對你來說特別困難？			

測驗結果

0～5 分：聽力還不錯

5～10 分：聽力可能有些狀況，建議到醫院檢查聽力

10 分以上：請立刻至醫院檢查，聽力絕對有障礙

你一定要知道 13
小朋友中耳積水一定要開刀嗎？

小銘是一個五歲小朋友，因為中耳積水在開業醫師那治療一個多月，吃了許多抗生素，可是中耳積水仍未消退，最後來到我的門診檢查聽力，結果發現兩耳聽力值掉到四〇分貝（正常二五分貝以下）。因為小銘的耳膜嚴重內陷，恐怕會有併發症，所以在我建議之下，安排了耳膜通氣管植入小手術。所幸術後聽力完全恢復，小銘的家長才安心。

劉醫師解惑

中耳積水不是水跑進耳朵裡

小銘阿嬤一直認為是媳婦幫小銘洗頭時，水跑進耳朵內才造成中耳積水，這其實是錯誤的觀念。我們的耳朵可分為外耳、中耳及內耳，而中耳與外耳間有一層耳膜隔開，因此中耳積水與游泳或洗頭耳朵進水是沒有關係的。我先前介紹過，中耳與鼻腔鼻咽部有一耳咽管（即歐氏管）相通，小孩子的耳咽管比成人來得短，且比較水平，感冒或是上呼吸道感染時，病毒或細菌容易經由耳咽管進入中耳腔，而引起發炎以及積水。

一旦出現小兒中耳積水，卻沒有即時處理時，容易導致小朋友聽損，進而影響語言學習能力，發聲學習也會受到影響。若中耳積水長期不治療，未來將造成中耳沾黏，甚至產生中耳膽脂瘤，反而需要進行更大的手術，因此千萬別太大意。

不過，由於小朋友不會表達，很多時候，都是家長發現小孩將音響或電視音量開的過大，或是看電視時靠電視比較近，又或是小孩最近變得不專心，才到醫院來檢查。

多種治療方式，各有利弊

一般說來，中耳積水有多種治療方式：

❶**觀察：**有些醫學報告發現，小兒中耳積水在不治療的情形下，於三至六個月後可能消失。不過觀察而不去治療的風險太大，萬一聽力受損或是產生膽脂瘤就得不償失了。

❷**口服抗生素：**研究發現，積水內可能有肺炎鏈球菌或是流行性感冒嗜血桿菌等細菌感染，所以很多醫師都會進行二至三週的抗生素治療。

❸**中耳通氣管植入手術：**若中耳積水持續未退，通常醫師會建議全身麻醉，在耳膜上放置迷你通氣管，手術時間只要數分鐘，但效果顯著。如果小朋友的鼻咽腔腺樣增殖腺體過大，醫師也會建議住院，一併將腺樣增殖腺體刮除。而通氣管會自動在三個月到兩年間自動脫落。不過也有研究顯示，三分之一的小孩可能會在五年內因反覆中耳積水，再度接受通氣管植入手術。

避免過敏食物可緩解症狀

到底有沒有方法可避免小朋友反覆發生中耳積水呢？一九九四年美國醫師塔拉蘇理（Talal Nsouli）所發表的一篇論文引起我的注

中耳積水示意圖

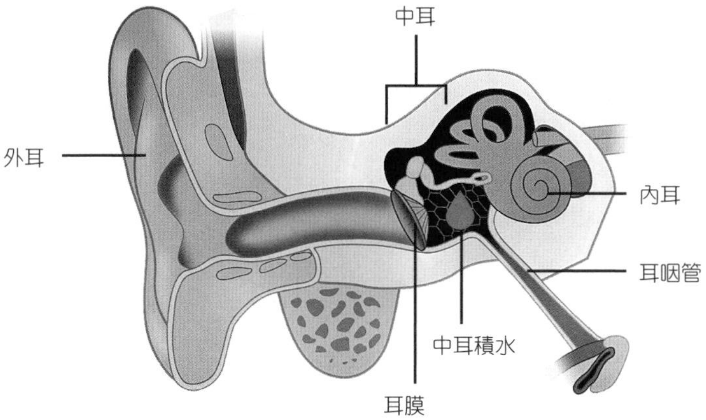

意。根據他的研究發現，在罹患中耳炎以及中耳積水的小朋友中，約九〇%的人都有不同程度的食物過敏或是食物不耐，最大宗的過敏物質是牛奶中的酪蛋白，其次為大豆、小麥、雞蛋。只要將這些引發過敏的食物從飲食中剔除，大約二至三個月後，中耳炎合併積水的現象就消失了。

我自己在二〇一三年也開始研究這些慢性中耳炎併中耳積水的小朋友食物過敏和食物不耐的情況，發現這些小朋友的確比無中耳炎的小朋友有更高的食物過敏機會，尤其是牛奶、酪蛋白、雞蛋白、奇異果、小麥等。經過兩個月的過敏食物剔除之後，不但中耳積水情形改善，聽力也都有明顯進步。我研判應該是過敏或是食物不耐造成鼻腔、鼻竇、鼻咽，乃至耳咽管或是中耳腔黏膜腫脹發炎，所以引起中耳通氣不良，進而積水，影響聽力。

五歲的曉華就是在家長同意後參與此研究，結果替換掉她所過敏的食物後，困擾長達半年之久的中耳積水便逐漸復原，原本預計要進行的中耳通氣管手術也不用做了。曉華媽媽相當高興，認為這研究太值得了，告訴我一定要推廣。所以我在《過敏，不一定靠藥醫》一書中也提醒讀者，如果家中有反覆中耳炎的小朋友，不妨請醫師幫他驗一下過敏原以及食物不耐檢測，也許可以因此減少吃抗生素及開刀的機率。

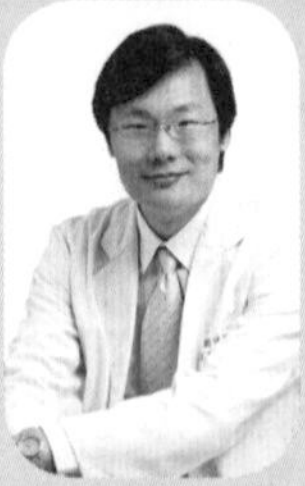

擊退小兒中耳積水之自然營養療法處方箋

☐ 生活處方

❶**每日規律的運動：**運動不但可以降低過敏體質發作的機率，還可以促進耳咽管的開合，協助中耳積水的消退，但是初學游泳的小朋友因為換氣不順暢容易嗆到水，反而會加重中耳積水，不可不慎。

❷**不喝冷飲以及過甜食品：**尤其市售罐裝飲料、冷飲等，除了糖分高易使白血球活動力降低，弱化免疫系統，而且所含之各式茶精、香精會加重肝臟負擔，使得排毒力減弱，增加過敏毒素的負擔。另外，冰品會刺激副交感神經，加重鼻黏膜以及耳咽管腫脹。

❸**抽菸的家長請戒菸：**研究顯示，小朋友吸到二手

菸越容易產生中耳積水。

❹**睡眠充足：**盡量晚上十點上床睡覺，並且培養良好睡眠習慣，如此可增加深度睡眠腦波比例，促進生長激素以及退黑激素的分泌，降低過敏體質的發作，間接可以降低中耳積水的嚴重度。

❺請可以配合的小朋友練習**咀嚼口香糖**，並配合張口做打哈欠的動作，可以促進耳咽管肌肉收縮，協助耳咽管開通，平衡中耳壓力。

❻請醫師**檢測急性過敏原**（健保給付）以及**IgG4慢性食物不耐檢查**（自費檢測），然後輪替過敏食物，也會有意想不到的效果。

□營養醫學處方（治療劑量及搭配種類應依照患者的年齡、體重、臨床症狀、藥物治療內容而有所變化）

❶**機能性益生菌：**每日一〇〇至二〇〇億隻活菌數（Colony Forming Unit, CFU）益生菌，菌種越多，協同抗敏效果越好。益生菌可以調節腸道免疫系統，降低過敏反應的Th_2細胞激素，改善腸漏症，減緩中耳及耳咽管的水腫發炎，尤其有吃抗生素的小朋友，更需補充益生菌，以重建腸道的友善菌叢環境。

❷**天然魚油（TG型式）：**每日五〇〇至一〇〇〇毫克天然魚油，其DHA具有天然抗發炎、抗過敏的效果，可降低中耳發炎及水腫。

❸**微量元素鋅：**每日五至二〇毫克的胺基酸螯合鋅，可強化肝臟解毒金屬硫蛋白活性，減少過敏毒素對身體的激發，能穩定鼻咽腔呼吸道黏膜，降低過敏反應引起的中耳炎。

❹**抗氧化劑維生素C：**每日五〇〇至一〇〇〇毫克的維生素C，可以增加抗氧化力，穩定肥胖細胞，減少組織胺的釋放。

你一定要知道 14

一定要配戴助聽器嗎？

一名老先生因為聽力減退，與家人講話都像在吵架，嚴重影響家庭氣氛，最後來到我們診。經過檢查後，兩耳有七五分貝的聽力損失（正常值為二五分貝以下），算是重度聽障了，因此我建議一定要戴助聽器。這時老人家用高分貝的聲音問我：「政府有沒有補助？」兒子才趕緊說，因為爸爸很節省，擔心花太多錢，才一直不願意戴助聽器。

劉醫師解惑

不戴助聽器聽力會越退化

其實，很多老人家不願意配戴助聽器除了經濟考量外，還有一大原因是認為，助聽器是耳聾的人才需要的，而且戴了之後顯得自己更老了，或是戴助聽器後可能聽力退化更嚴重。

根據研究，不管是何種聽力減退，語言辨識度都會逐漸下降，也就是說會越來越難理解別人說的話，而且聽神經也會因為沒有接受足夠刺激，而越來越退化。研究發現，老人家從聽力開始退化到想配戴助聽器的時間，約六至八年，若加上「刻意」排斥助聽器，往往聽神經辨識語言能力下降的更快。為了能讓老人家接受「助聽器」，我會建議用「聽力減退」代替「耳聾」的說法。

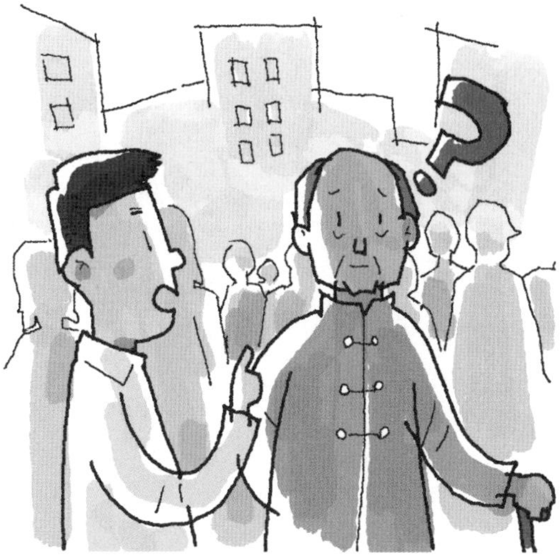

▲ 老人家重聽卻不接受助聽器，除了經濟考量外，也擔心被貼上「耳聾」標籤

助聽器外觀分類

助聽器因外觀形狀之不同，可大致分為：

❶**口袋型**：外型類似隨身聽，有一條外接的耳機線塞入耳內。

❷**眼鏡型**：是為耳道閉鎖患者設計之骨導式助聽器，將聲音經由乳突骨傳入內耳。

❸**耳掛型**：其電路是置於弧型的外殼中並置於耳後，藉一條軟管，將聲音傳入耳中。若是聽障兒童為增進語言學習能力及課業之需求，可使用FM調頻助聽系統，搭配口袋型或耳掛型。

❹**耳內型**：又稱「全耳型」，是戴在耳廓內，可加裝「電話線圈」的裝置，以免接電話時產生吱吱叫的聲音。

❺**耳道型**：使用者手部靈敏度要好，又可分為一般耳道及迷你耳道型。

❻**深耳道型：**是目前最小型的助聽器。

助聽器電路技術分類

助聽器以電路技術設計之不同，可分為：

❶**線性電路助聽器：**使用線性電路，較傳統。

❷**壓縮型助聽器：**除可擴大聲音外，也可抑制過大聲音，維持使用者之舒適度。

❸**電腦程控式助聽器：**可和電腦連接，根據個人的需求來設計，並且當聽力有變化時，可再重新設定。

❹**數位式助聽器：**可分為多種不同頻率，再分別以數位技術每秒取樣或調整聲音數萬次，所以又被稱為「自助的助聽器」，為現今音質最佳的助聽器技術。

選配助聽器，不是越小越隱密越好，必須考量使用者的聽力程度、聽力圖型、生活及工作環境或社交需求、外觀考量、年齡及手部靈活度等因素，來訂製符合個人需求的助聽器。

至於助聽器補助，政府有一定的流程及條件，可以先到區市鎮鄉公所請教流程，或先去大醫院耳鼻喉科做聽力檢測，然後請教醫師及聽力師聽力數值。只要鑑定且診斷需要配戴助聽器的患者，雙耳聽力皆損失在五五至一一〇分貝之間，可以補助兩耳助聽器，而優耳（好耳）聽力損失在五五至一一〇分貝之間，且劣耳聽力一一〇分貝以上，則補助一隻助聽器給較好耳配戴。低收入戶單耳最高可補助一萬元，雙耳可補助兩萬元，非低收入戶者單耳可以補助五千元，雙耳可以補助至一萬元，算下來也不無小補。

聽障程度分類

聽力值的單位是分貝數（dB），正常聽力值是在 25 分貝以下，換句話說，聽力值越高表示聽力越差。針對聽力障礙，耳鼻喉科學會的定義跟殘障鑑定標準不大一樣，所以經常造成患者的抱怨。例如患者右耳是 20 分貝，左耳是 95 分貝，耳鼻喉科醫師會說這患者右耳正常，左耳全聾，可是去申請殘障鑑定時，因為優耳（好耳）是 25 分貝，即使左耳全聾，還是未達到殘障鑑定標準之輕度聽障。

依照耳鼻喉科學會聽障分類

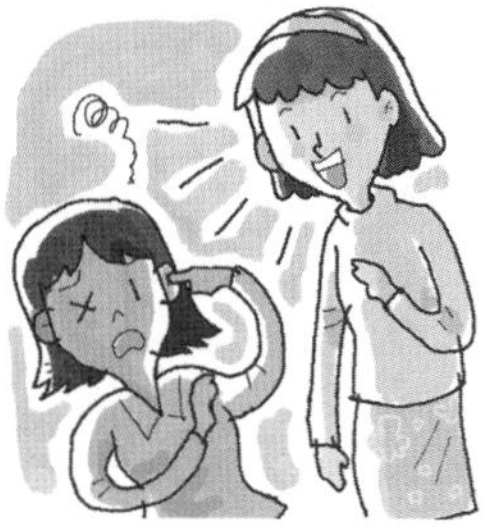

聽覺障礙類別	聽力損失
輕 度	40（分貝）＞輕度＞ 25（分貝）
中 度	60（分貝）＞中度＞ 40（分貝）
重 度	90（分貝）＞重度＞ 60（分貝）
全 聾	全聾＞ 90（分貝）

依「殘障鑑定標準」聽障分類（目前新制計算法複雜許多）

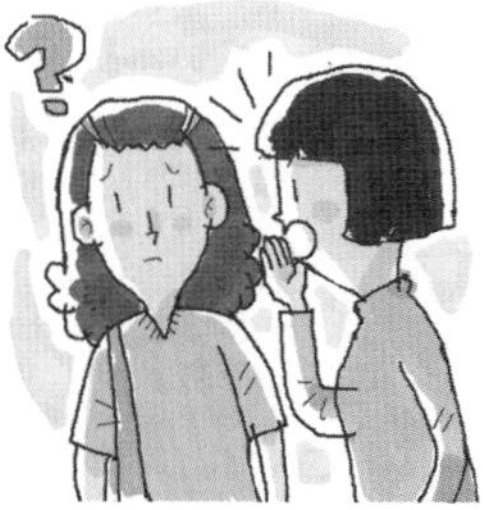

聽覺障礙類別	聽力損失
輕 度	優耳聽力損失 55 ～ 69 （分貝）
中 度	優耳聽力損失 70 ～ 89（分貝）
重 度	優耳聽力損失在 90（分貝）以上
全 聾	全聾＞ 90（分貝）

各型助聽器優缺點一覽表

下表是我針對助聽器種類、等級、可能優缺點、價格整理出來的表格，可以提供給需要配戴助聽器的朋友，一個初步的參考。

助聽器種類	使用方便性與舒適度	適用等級或年齡	噪音控制	耐用年限（正常使用）	缺點	優點（比較值）	零售價格（台幣大約）
口袋型（一般）	配件太多，不舒適	輕至重度聽障 (80 歲以上)	無	3～4 年	太吵雜，不清晰，接電話不方便	便宜	3000～9000
耳掛型（數位手調整）	易與眼鏡衝突，適低噪音環靜	輕至重度聽障 (16 歲以上)	無	3～4 年	怕流汗，外型不美觀	可自己控制音量大小	12000～18000
耳掛型（數位微電腦開放式耳塞）	易與眼鏡衝突，適高頻聽損	輕至中度聽障，特教學生 (16 歲以上)	有	3～4 年	易脫落，怕遺失	較無耳道壓迫感及自己講話回音小	26000～100000
耳掛型（數位微電腦）	可與 FM 及藍芽結合	適合輕至重度特教學生 (16 歲以上)	有	3～4 年	怕流汗，外型不美觀	全數位電腦調整最清晰	26000～140000
骨傳導（眼鏡型）	適合小耳症及中耳炎患者	輕至中度特教學生 (16 歲以上)	無	2～3 年	頭顱壓迫感會痛，外型不美觀	耳道內暢通不易再感染	32000～45000
巴哈骨導器	適合小耳症及中耳炎患者	輕至中度聽障，特教學生 (16 歲以上)	無	多年	須開刀，有感染風險及價格高	無耳道壓迫感及自己講話回音小	170000
耳內或耳道型（數位手調整）	無其他配件使用方便	輕至重度 (16 歲以上)	無	3～4 年	聽電話易吱吱叫，耳朵有異物感	可自己控制音量大小	12000～18000
耳內或耳道型（數位微電腦）	全自動電腦調整，舒適	輕至重度 (16 歲以上)	有	3～4 年	耳朵有異物感，價格高	全數位電腦調整最清晰	26000～140000
深耳道型（數位手調整）	體積小，最舒適	輕至重度 (16～70 歲)	無	3～4 年	隱藏式，怕遺失	轉頭，張嘴易產生吱吱叫聲且耗電池	18000～24000
深耳道型（數位微電腦）	體積小，最舒適	輕至重度 (16～70 歲)	有	3～4 年	隱藏式，怕遺失	全數位電腦調整最清晰	28000～140000

3

感官失調，鼻病讓人生變黑白

由於現代社會高度開發，導致嚴重的空氣污染，鼻子方面的問題，變成困擾許多人的文明病。不管是鼻過敏、鼻塞、嗅覺失靈，或令人聞之喪膽的鼻咽癌……，都對我們的生活、情緒、健康帶來嚴重影響，甚至喪失對危險的警覺。幸好，大部分的鼻子問題，都可以藉由用藥、手術或營養醫學的調理，獲得改善、療癒，但前提是要先建立正確的「鼻知識」。

你一定要知道 15

鼻塞是鼻息肉增生造成的嗎？

患者張先生鼻塞多年，雖然在診所吃藥，可是卻越來越嚴重，後來看中醫，被診斷為鼻息肉腫大，也吃了幾帖中藥，但未見效，半夜經常因鼻塞從夢中驚醒，而且越來越疲勞。最後，經開業醫師轉診到我這裡。

我仔細檢查後發現，張先生確實有鼻息肉，但正確病名應該是「慢性肥厚性鼻炎併鼻中膈彎曲」。在經過手術治療後，現已痊癒。張先生說他現在不僅晚上睡得好，白天也精力充沛，連帶口臭也治好了，人生從黑白轉變到彩色。不過有件事他始終不解，為何中醫師說他是鼻息肉，而我卻說不是，這到底是怎麼一回事？

劉醫師解惑

鼻息肉並非撐開鼻孔就看得見

像這類問題，每天都在診間上演。常常病人一來看診就會先問「我是不是長鼻息肉」或「我有沒有鼻息肉腫大」，有時候患者自己在家中拿手電筒照自己鼻孔，看到鼻孔內有一顆紅紅的肉，就以為那是鼻息肉。其實這是錯誤的，真正會長鼻息肉的患者並沒有那麼多。

在解釋鼻息肉前，得先了解鼻腔的構造。我們鼻腔中間有塊骨板（即鼻中膈），將鼻腔

正常鼻腔與有鼻息肉之鼻腔示意圖

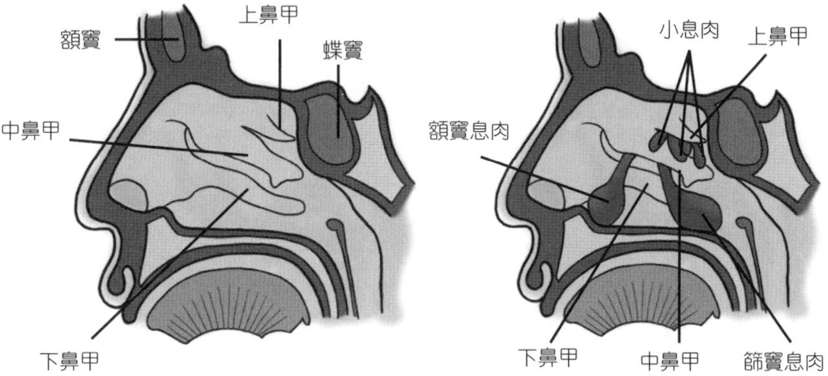

分為左、右兩邊，而每邊鼻腔的外側壁皆有三塊突出骨，稱為上、中、下鼻甲，每一鼻甲下方形成的溝稱之為上、中、下鼻道，這些上或是中鼻道有鼻竇的出口，下鼻道有鼻淚管的出口，而撐開鼻孔可直接看到的，就是下鼻甲的前端，很多人會誤認為那就是鼻息肉，其實那只是下鼻甲肥厚造成的肥厚性鼻炎。

真正的鼻息肉是鼻腔內原本不該存在，卻因為體質過敏或長年氣味刺激等因素，長出的乳白水透樣增生性組織，有時醫師須經由鼻內視鏡幫忙才看得見。

找出鼻炎原因才能對症治療

導致鼻塞的鼻炎其實也有很多分類，不可以一概而論。以下是常見的幾種：

❶**急性鼻炎：**大多是病毒的急性感染，少數是

細菌引起，症狀有鼻塞、鼻灼熱感、流鼻水、黏稠鼻分泌物等，一般七至十天會自動痊癒，如果是細菌感染，醫師會給予抗生素治療。

❷**過敏性鼻炎：**因體質、遺傳等因素，對於過敏原產生反應，例如塵蟎、動物毛、花粉、蟑螂等等，症狀有打噴嚏、流鼻水、眼睛癢、鼻子癢、鼻塞等。治療上應找出過敏原，然後盡量避開過敏物質，並做好環境控制。藥物有抗組織胺或是鼻腔類固醇噴劑。

❸**血管運動性鼻炎：**這種鼻炎症狀類似過敏性鼻炎，但是對溫、溼度變化特別敏感，也可說是鼻腔的自律神經失調。

❹**副鼻竇炎：**也就是鼻竇炎。鼻竇位於鼻腔周圍顏面骨內，診斷須看到鼻竇出口有黃濃分泌物流出，或是經過鼻竇X光、電腦斷層來確定。如果發作期在三週以內，稱做急性鼻竇炎，三個月以上稱為慢性鼻竇炎，介於其間稱為亞急性鼻竇炎，慢性鼻竇炎經常合併鼻息肉症。

❺**慢性肥厚性鼻炎：**如第一段的張先生案例，因為下鼻甲黏膜肥厚，造成鼻塞，時間長達三個月以上，治療可視有無鼻中膈彎曲來做手術矯正治療。

❻**其他鼻炎：**如濫用鼻噴劑藥物造成的藥物性鼻炎、鼻腔黏膜嚴重萎縮的萎縮性鼻炎、懷孕期鼻炎、黴菌性鼻竇炎等。

由此可知鼻炎何其多，不是所有鼻症狀都是鼻息肉肥大，必須經耳鼻喉科醫師仔細診斷，才能對症治療。

劉醫師小講堂

市售鼻噴劑不可長期使用

許多民眾因為鼻塞、打噴嚏，會自行到藥局購買鼻噴劑。市售的鼻噴劑依成分區分，大致有以下幾種：

- **鼻黏膜去充血噴劑**（又稱鼻黏膜血管收縮劑）：是最主要的市售鼻噴劑，也是絕對不可以長期使用的鼻噴劑。有些患者習慣一鼻塞就噴一下，覺得效果相當好，所以連續使用數週甚至數年，等到就醫時已成「藥物性鼻炎」，就不得不開刀了。含黏膜血管收縮劑的鼻噴劑，特點是緩解鼻塞的藥效快，不過對於止流鼻水效果不好，我建議最好不要連續使用超過五天。
- **鼻腔類固醇噴劑**：說到類固醇，一般人立即會想到它的併發症，例如月亮臉、水牛肩、青春痘、血糖升高、骨質疏鬆、多毛、消化性潰瘍、免疫力下降、血壓升高、青光眼、白內障等。但其實過敏性鼻炎使用的鼻腔類固醇噴劑相當安全，在醫師指示下長期使用，很少會有全身性副作用，偶有流鼻血、鼻刺痛等不適。
- **肥大細胞穩定劑**（cromolyn）：作用是降低肥大細胞釋放組織胺，主要是預防鼻過敏發生，但是在發作期使用效果不佳，現在已經很少用了。

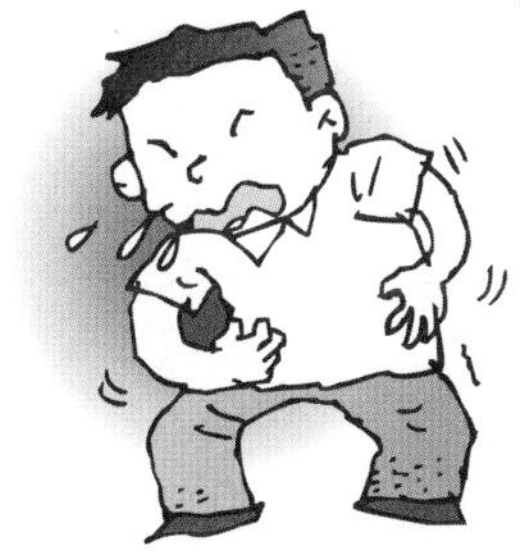

▲ 鼻塞、打噴涕時常用的鼻噴劑，最好別長期使用

你一定要知道16

鼻中膈彎曲一定要開刀嗎？

許多患者因為鼻塞看了醫師後被告知有鼻中膈彎曲，建議要開刀矯正，就開始緊張。到底鼻中膈彎曲是否一定要開刀呢？

劉醫師解惑

如果影響呼吸就要開刀

還記得前面介紹的鼻腔構造嗎？其中在鼻中央分隔兩邊鼻腔的軟硬骨骨板，就叫做鼻中膈。其表面覆有黏膜、神經及血管，將我們鼻腔明確的分成左右兩側，在鼻腔生理以及外鼻形狀上，扮演了重要角色。

我們一出生，鼻中膈的軟骨及硬骨就有一定的生長方向。如果遇到生長速度不能協調而造成相互擠壓，就會發生彎曲情形。另外顏面外傷，像是車禍、家暴或是任何形式的運動傷害，也有可能造成鼻中膈彎曲。

鼻中膈彎曲，有可能會偏右或偏左，也有可能形成如S型左右皆突出的情形。重點是，沒有合併症狀的鼻中膈彎曲是不用管它的，我自己也有鼻中膈彎曲，但是呼吸非常順暢，所以就不用接受手術。那何時需要接受鼻中膈矯正手術呢？如果有經常性鼻塞、反覆性鼻中膈

不同鼻中膈彎曲示意圖

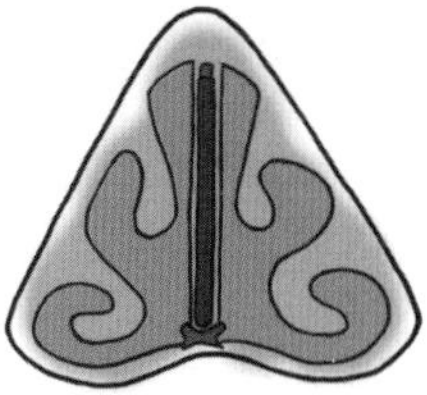

▲ 正常鼻中膈

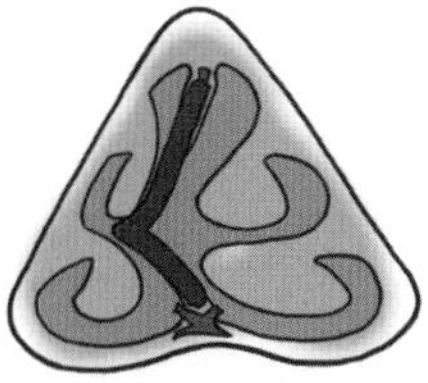

▲ 骨刺型鼻中膈彎曲

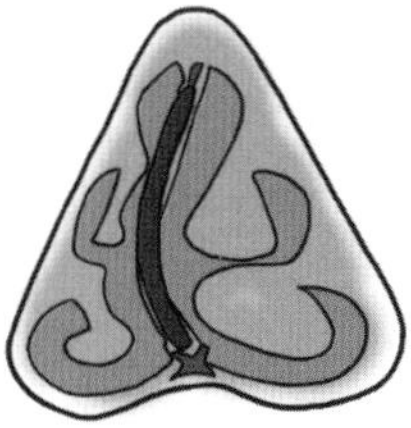

▲ C 型鼻中膈彎曲

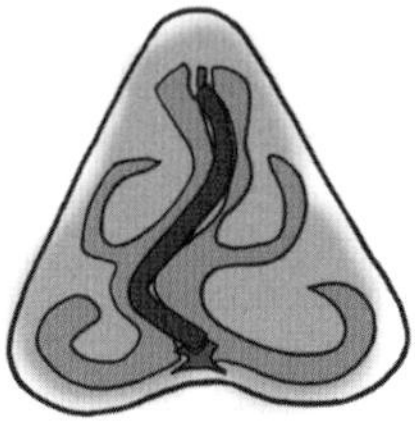

▲ S 型鼻中膈彎曲

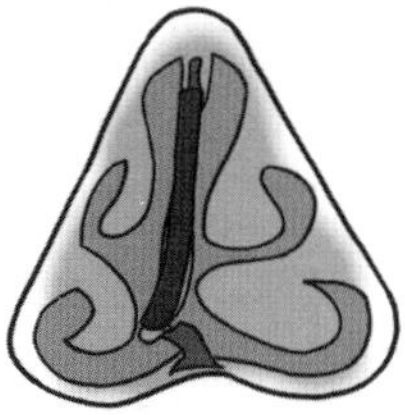

▲ 脫位型鼻中膈彎曲

出血、鼻源型頭痛、慢性鼻竇炎情形時，就可以考慮接受矯正手術。

鼻竇炎會先以藥物治療為主

除了鼻中膈彎曲外，鼻竇炎要不要開刀，也同樣是患者最常問的問題之一。同樣的，在說明之前，我還是先介紹「鼻竇」讓讀者認識。

「竇」是骨中腔的意思，所以鼻竇是我們顏面骨中的空腔，而這空腔與我們鼻腔相通，較正確的名稱是副鼻竇。副鼻竇共有四組，包括額竇（位於眉心之上額處）、上頜竇（兩臉頰深處之最大竇）、篩竇（兩眼眶之間）及蝶竇（在篩竇後面的顱底部）。鼻竇有它相當重要的生理功能，包括協助臉部外型之發育、減輕頭顱之重量、幫助說話時之共鳴、配合鼻腔來調節吸入空氣之溫溼度及過濾空氣等。

如果鼻子真的發炎了，醫師會先用藥物治療。一般藥物以口服和噴劑為主，上一章節已詳細介紹了噴劑成分，至於口服藥物主要有以下幾種：

❶**抗組織胺：**治療鼻炎的藥物首推抗組織胺。所有過敏疾病包括過敏性鼻炎、氣喘、異位性皮膚炎、蕁麻疹、過敏性休克時，醫師都會開抗組織胺來治療病人。

身體內有四種組織胺受體（H_1、H_2、H_3、H_4），與過敏相關的幾乎都是H_1為主。抗H_1組織胺分為第一及第二代，第一代抗H_1組織胺因為容易進入中樞神經系統，極易引發嗜睡副作用，這些藥物包括安清敏（periactin）、豐樂敏（benadryl）、舒敏錠（neo vena）、phenothiazines 等。許多讀者都有服用感冒藥之後頭昏、全身無力、嗜睡、解尿困難、腸胃不適、胃口增加的副作用，幾乎都是這類藥物所誘發。

後來藥廠研發了第二代抗H_1組織胺藥物，能大幅降低藥物進入腦中樞的機率，嗜睡副作用就降低許多，這類藥物包括艾來錠（allegra）、驅異樂（xyzal）、停敏錠（denosin）、鈉寧（clarityne）等等。

❷**鼻黏膜去充血藥物：**例如 pseudoephedrine 或是 methylephedrine，這類藥物吃下去後會造成鼻黏膜收縮，減少黏膜體積，使得呼吸順暢，但可能會有交感神經興奮副作用，例如心悸、手抖、胸悶、頭痛等等，不可長期使用。

❸**類固醇：**類固醇可以幫助鼻腔黏膜消腫，降低發炎，真的是靈丹妙藥，但是大家都知道它的併發症，例如月亮臉、水牛肩、青春痘、

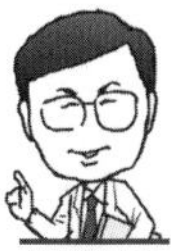

劉醫師小講堂

常見鼻腔手術有哪些？

- **鼻雷射手術：**局部麻醉，針對肥厚下鼻甲黏膜做燒灼縮小體積手術，不用住院。一般鼻黏膜會在二至四週脫落，但復發率偏高。其他如射頻手術（又稱無線電波手術）原理也是如此，只是射頻溫度較低，復原期較快。
- **鼻內視鏡微創手術：**包括功能性鼻竇內視鏡手術、鼻中膈矯正手術、下鼻甲部分切除手術，一般鼻內視鏡手術，在全身或是局部麻醉下，將鼻中膈矯正，下鼻甲部分修除，鼻竇出口打通，重建鼻竇的通氣及引流。術後須以凡士林紗條塞住鼻腔止血二至三天，然後抽出。開鼻子最為人詬病的就是抽紗條，真的相當疼痛，還好目前有免抽式的鼻內填塞敷料，但是需自費。

鼻內視鏡可處理的疑難雜症

鼻內視鏡可分為軟式內視鏡和硬式內視鏡，一般在門診是使用軟式內視鏡，在開刀房手術時是使用硬式內視鏡。內視鏡可協助醫師做以下的工作：

- 鼻腔腫瘤的診斷及切片。
- 咽喉異物的取出。
- 慢性鼻炎及鼻竇炎的內視鏡手術。
- 鼻淚管阻塞的淚囊鼻腔吻合手術。
- 甲狀腺凸眼症的內視鏡眼壓減壓手術。
- 腦下垂體腫瘤切除手術。
- 腦脊髓液外漏修補手術。
- 鼻腔腫瘤切除手術。
- 頑固型鼻出血血管結紮手術。
- 鼻過敏翼管神經截斷手術。

血糖升高、骨質疏鬆、多毛、消化性潰瘍、免疫力下降、血壓升高、青光眼、白內障等。

我曾經遇過慢性鼻炎患者長期接受診所醫師類固醇肌肉注射，效果當然非常好，每次注射完就維持一個月的通暢，但在十年後併發雙側大腿髖關節壞死，不得已接受置換人工關節的手術，真的得不償失。目前只有用在過敏性鼻炎患者的類固醇鼻噴劑是安全的。

❹**白三烯素調節劑：**白三烯素是由體內花生四烯酸所衍生，其作用會造成鼻子過敏、支氣管平滑肌收縮、黏液分泌增加、微血管通透性增加，導致過敏性鼻炎或是氣喘發作。而白三烯素拮抗劑藥物，如欣流（singulair, montelukast）以及雅樂得（accolade, zairlukast），可以對抗其作用，降低氣喘及鼻過敏的症狀，但是當過敏急性發作時則緩不濟急。

有趣的是，這款藥物的機轉類似魚油（EPA，DHA）或是亞麻仁籽油（ALA）等 ω-3 多元不飽和脂肪酸拮抗白三烯素的作用，所以我建議過敏性鼻炎患者，可以長期補充魚油或是亞麻仁籽油來幫助緩解鼻過敏。

如果鼻炎或是鼻竇炎真的藥物治療無效，造成整日鼻塞、頭痛、嗅覺功能喪失、鼻涕倒流、嚴重打噴嚏、流鼻水、鼻出血、睡眠障礙、打呼、阻塞型睡眠呼吸中止症等，手術確實可以幫助患者重新打通鼻腔，使得呼吸順暢，改善睡眠品質，這時就可以考慮動手術。

你一定要知道 17

鼻病開刀後還會復發嗎？

鼻子開完刀後會不會復發？幾乎是每一名患者心中的問題，也是耳鼻喉科醫師會碰到的問題。很多患者因為這個疑惑，往往把輕度鼻病拖成嚴重鼻病，甚至後來必須開比較大的手術才能解決症狀。

因此在回答鼻子開完刀還會不會復發前，有一些觀念一定要先釐清：那就是你是什麼症狀？這症狀可以靠手術解決嗎？你的鼻炎診斷為何？這診斷手術後成功的機率多少？你的生活飲食習慣為何？哪些不良習慣會造成復發率增加？你的醫師手術經驗如何？有無保養方法可以減低復發？

劉醫師解惑

避免術後復發的 6 大關鍵

關鍵 1 開刀是要解決什麼症狀

如果鼻炎藥物治療無效，造成整日鼻塞、頭痛、嗅覺功能喪失、嚴重打噴嚏、流鼻水、鼻出血、睡眠障礙、打呼、阻塞型睡眠呼吸中止症等，手術確實可以幫助患者重新打通鼻腔通道，用鼻子呼吸到新鮮空氣，改善睡眠品質。假如你是希望開刀減少鼻涕倒流到咽喉的症狀，效果可能就不會太好，因為鼻涕倒流有可能是對環境溫溼度或是懸浮微粒過敏，而開刀是無法降低你的過敏體質的。另外，如果是頭部外傷或是病毒感染造成的嗅覺喪失，開刀也是枉然的。

關鍵2 醫生對你的鼻病診斷為何

- **急性鼻炎：**通常是病毒或細菌感染所造成，一般藥物治療即可，不需要開刀。
- **過敏性鼻炎：**一般是不需要開刀的，必須從過敏原防治、藥物以及營養調理做起，除非是長期發炎造成慢性肥厚性鼻炎或是引起慢性鼻竇炎，才需要考慮手術。
- **急性及慢性鼻竇炎：**急性鼻竇炎一般是不需要開刀的，除非是鼻竇蓄膿對藥物治療無效，可以考慮做鼻竇引流小手術。但是持續三個月以上的慢性鼻竇炎，應該是鼻腔結構的問題或是對藥物有抗藥性，此時九成以上的病人須接受鼻竇內視鏡手術，以免發生眼睛或腦內膿瘍的後遺症。
- **慢性肥厚性鼻炎：**下鼻甲肥厚造成鼻塞，時間長達三個月以上，一般就必須考慮手術，方法有雷射、射頻、下鼻甲部分黏膜下切除手術。
- **鼻中膈彎曲：**記住，鼻中膈彎曲不見得要手術，只有嚴重鼻塞、反覆性鼻出血、鼻因性頭痛等情形，才需要開刀。
- **鼻息肉症：**鼻息肉是原本不該存在卻長出的乳白色增生性組織，一般會合併鼻竇炎產生。大多數鼻息肉是需要手術的，但是約有五至一〇%的頑固型鼻息肉，是有可能再生的。

關鍵3 不同鼻病手術完復發率不同

提高鼻病復發的 NG 行為

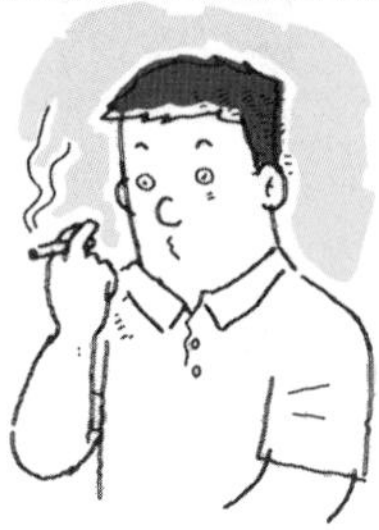

▲ 吸菸

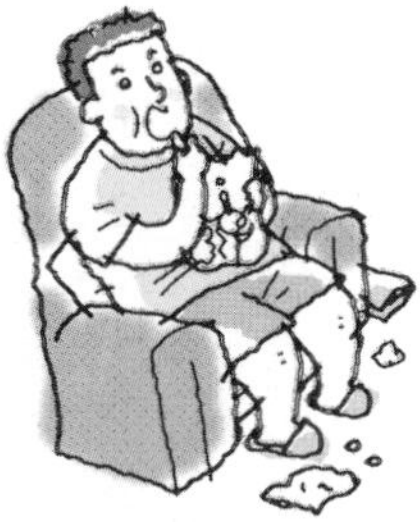

▲ 冷飲和甜點不離手

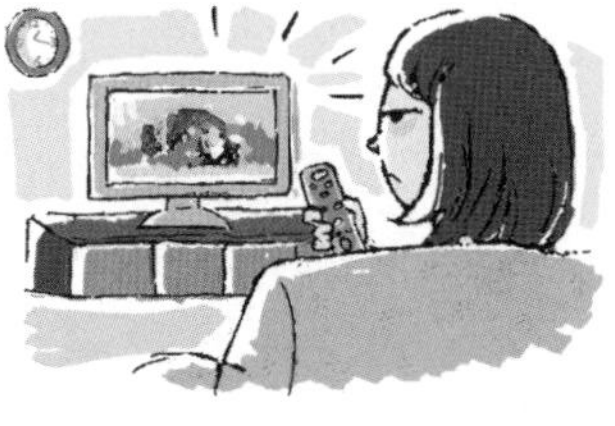

▲ 熬夜

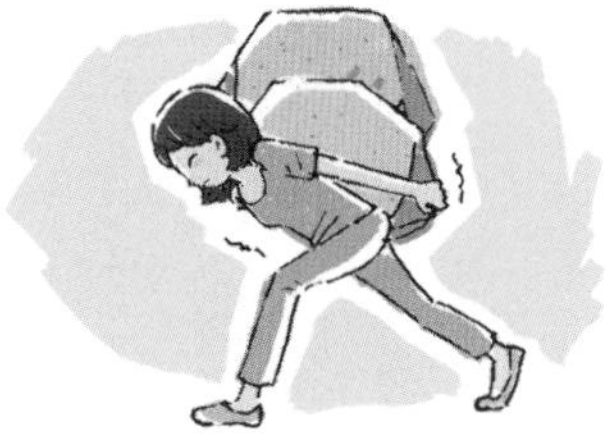

▲ 累積壓力

例如鼻中膈彎曲手術完成後，如果沒有外力再撞擊，不大會復發。下鼻甲的雷射或是射頻手術，因為是處理表面黏膜，所以鼻塞復發率較高，但以內視鏡微創手術部分切除下鼻甲，因為會切掉一小部分鼻甲骨頭，所以復發率很低。而鼻竇炎的內視鏡手術，端看有無合併鼻息肉，如果無鼻息肉，則成功機率高，如果有頑固型鼻息肉、氣喘、阿斯匹靈過敏體質等等，則復發率就高了。

如果你問我鼻子過敏到底可不可以經由手術斷根？我的答案是「很難」，但經由內視鏡微創手術後，許多患者的生活品質確實改善很多。目前有一種手術叫做翼管神經切斷術，少數醫師會在評估患者狀況後幫患者做此手術，目的是將控制鼻黏膜之副交感神經截斷，號稱可以讓鼻過敏症狀「完全解除」，不過因為翼管神經同時支配眼球，所以有可能會造成眼睛乾澀後遺症，而且復發率高，以至於國內願意幫患者做這項手術的鼻科醫師少之又少，讀者若要接受此手術，一定要多方打聽。

關鍵4 生活飲食習慣

以下是容易提高復發率的NG行為，最好能避免。

- **吸菸：**不管一手、二手菸都會增加復發率。
- **過敏原持續暴露：**例如塵蟎、寵物毛皮組織、蟑螂、花粉、空氣懸浮微粒等吸入性過敏原持續刺激，當然鼻黏膜或是鼻息肉就有可能再發生。其他如長期暴露於拜拜燒的煙香、甲醛、有機溶劑、化工原料等，也會增加復發機會。
- **天天冷飲及甜點不離手：**冷飲會刺激副交感神經，讓鼻黏膜水腫，甜點的糖以及反式脂肪會讓免疫系統失衡，偏向過敏反應。
- **熬夜：**長期超過晚間十二點睡覺，會降低生長激素以及退黑激素分泌，不利過敏體質的保健。
- **壓力：**自律神經失調與造成鼻黏膜增厚的過敏介質增加有關，長期壓力會對鼻病不利。

關鍵5 醫師手術經驗

所謂熟能生巧，在接受手術前，可以評估一下醫師本身的經驗。以我自身為例，幫嚴重鼻病患者做手術也超過二十年了，算一算約有三千例鼻病手術的經驗。全台灣做鼻腔手術的專家相當多，如果需要手術，可以先請熟識的醫師介紹，提供就醫的保障。

關鍵6 降低鼻炎復發的日常保養

想要降低鼻炎復發，在日常生活中應該要做好術後保養，如避免過敏原、規律運動、洗鼻、戒菸、服用適當的營養品，相信就能降低復發機率。

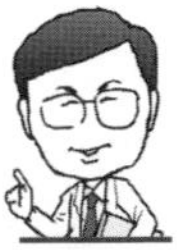

劉醫師小講堂

鼻沖洗須注意哪些事情？

在接受鼻腔手術後，我建議可以每天自行鼻沖洗（俗稱洗鼻子）一至三次，不但可以提早讓鼻腔結痂脫落，早日恢復鼻黏膜機能，還可以降低鼻黏膜上之過敏原分子數目，減少鼻道之細菌數，降低鼻炎及鼻竇炎的復發機率。

但鼻沖洗須注意以下幾點：

❶鼻沖洗液可以自行泡製或是購買廠商已泡製好的洗鼻溶液。

❷若自行泡製，可以用一〇〇〇毫升白開水加上九公克無碘食用精鹽，或是六公克無碘食鹽加上三公克烘培用小蘇打粉，或是直接使用生理食鹽水也可。

❸因為鼻孔溫度為三〇℃至三二℃，後鼻腔溫度為三五℃，所以洗鼻液溫度以三〇℃至三五℃間為佳，否則反而造成鼻塞後遺症。

❹鼻沖洗的方法有兩種，一種是用手掌臼水，在洗臉槽前頭往前低下，一次一個鼻孔將沖洗液吸入鼻中，從嘴巴吐出，或是經由另一鼻孔流出。也可以購買適合的洗鼻器來幫忙沖洗。

❺洗鼻時切記勿太大力，以免造成鼻黏膜破裂出血。如果流鼻血，則應暫時停止洗鼻子三天。

你一定要知道 18

為什麼鼻子過敏容易有黑眼圈？

十八歲的小如是我從小看到大的孩子，十六年前我剛升上耳鼻喉科主任時，她的父母親帶著當時才兩歲的小如來找我，治療中耳炎和鼻子過敏。斷斷續續看了十多年，隨著年紀增長，愛漂亮的她最關心的其實是黑眼圈，為什麼過敏的她會有黑眼圈呢？相信很多長期過敏的人都跟小如有一樣的疑問。

劉醫師解惑

過敏導致顏面靜脈循環變差

在提到黑眼圈和鼻子過敏的關係前，我必須先帶到另一個話題。

各位知道我們臉部有一個區域叫做「危險三角區」嗎？在我們臉顏面鼻部兩側各有一條顏面靜脈，正常的血液走向是向下向頸部的內頸靜脈回流，上端靠近兩眼內側是角靜脈，這角靜脈與上眼靜脈相通，而上眼靜脈的血液是向腦內的大靜脈海綿竇回流的，這些靜脈管內並沒有瓣膜。

換句話說，因為沒有阻擋的結構，所以只要外鼻部有感染，細菌就有機會向腦內竄入，醫學教科書上將這顏面靜脈圍住的外鼻及上唇稱作「顏面危險區」；又因為呈三角形狀，故稱為「危險三角區」。

顏面危險三角區在哪裡？

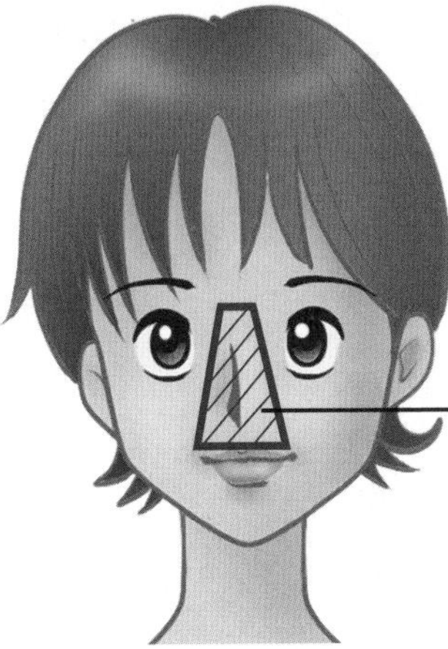

慎防顏面危險三角區感染

危險三角區區域的感染，包括看得到的外鼻或上唇區傷口、青春痘到鼻孔內的鼻毛毛囊炎感染都是。一旦被感染，加上外力擠壓，可能會造成細菌擴散，產生腦炎或是腦膿瘍的嚴重併發症。

中部就曾有一名二十歲的女生，因為鼻頭上的青春痘發炎，徒手用力擠壓裡頭的化膿，結果造成腦內膿瘍，不到一週的時間就不幸死亡，實在大意不得。這區域最常感染的致病菌是金黃色葡萄球菌，只要及時給與適當的口服或靜脈注射抗生素治療，配合一些外用軟膏即可控制。所以我要再次強調，顏面危險三角區的痘痘或是任何感染，千萬不可擅自擠壓、按摩，一定要找醫師處理。

接下來我們再回來談黑眼圈和鼻子過敏的

關係。相信讀者在我說到靜脈回流時應該就猜到了，如果鼻子嚴重過敏，不但鼻黏膜會腫脹，連帶的也會造成眼睛周遭血液回流變差，於是乎眼睛周圍皮膚就會發生輕度水腫、出現淚眼汪汪的情況。時間久了，微血管以及小靜脈擴張，色素沉積，黑眼圈就慢慢形成了。

有過敏性鼻炎的小朋友一定要從小好好調理，因為長大後產生的黑眼圈是很難消除的。許多醫美中心號稱可以將黑眼圈「漂白」，那是錯誤的。想要避免黑眼圈，提早預防才是重點。（鼻子過敏的併發症很多，建議讀者可參考本人著作《過敏，不一定靠藥醫》，進一步了解過敏）

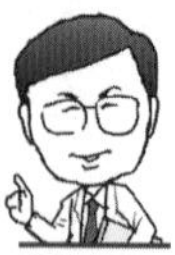

劉醫師小講堂

常見過敏原檢測法

想要檢測自己到底對哪些東西過敏，一般的檢測方法有以下幾種：

- **過敏原皮膚試驗**（Skin Prick Test）：這是一種體內免疫檢測法（In-vivo Testing），是將過敏原萃取物小量針刺在表皮上，或是以〇・〇一至〇・〇二毫升注射到皮內組織，如此會刺激肥胖細胞，然後造成局部的小紅疹，藉此判斷是否有過敏情形。操作還算簡單，但是一針只能測試一種過敏原，如果要一次檢驗十項或是二十項以上過敏原的話，病人一般會非常畏懼，所以此法目前已經很少用了。

- **過敏原貼布試驗：**醫師將沾有不同過敏原的貼布，貼在患者背部皮膚上，經過四十八小時後，再看看哪些區域發生局部紅腫癢的現象，藉以判斷接觸性皮膚炎的過敏原為何。
- **抽血檢測總量 IgE 以及過敏原專一性抗體 IgE：**這是目前檢測過敏原的主流，大多是檢驗較常見的過敏原為主，以我來說，會檢驗的固定項目有屋塵蟎、粉塵蟎、五爪蟎、狗毛、貓毛、蟑螂、念珠菌、煙色麴菌、狗牙根草、豬草、牧草、牛奶、蛋白、花生、大豆、杏仁、鱈魚、小麥、蝦子、螃蟹等。

  這項檢測技術從一九六七年的放射過敏原吸附試驗（RAST），進展到一九八八年的 ELISA 免疫分析（MAST 分析、Phadia 等）。到二〇〇〇年後，已發展到過敏原微陣列（Allergen Microarrays）分析法，目前全民健保會給付。
- **抽血檢測慢性食物不耐反應 IgG 或 IgG4：**此法是針對慢性遲發性食物不耐所做的測試，代表的並非真正的過敏反應，而是一種反覆接觸某些食物後，所引起的血清 IgG 抗體或是 IgG4 抗體上升現象。讀者如果一直被過敏症狀困擾，卻又無法從急性過敏原檢測中得到滿意答案，就可以做慢性食物不耐 IgG4 檢查。

  如果某項食物專一性 IgG4 過高，則可能是體內常接觸這類食物所引起，許多困擾許久的過敏症狀，如異位性皮膚炎、皮膚過敏、腸道過敏、疲倦、頭痛、鼻過敏、中耳炎、眩暈、過動，甚至是嚴重的自體免疫胰臟炎，都可能是食物不耐所引起，目前此法健保不給付，自費約需四〇〇〇至八〇〇〇元左右。

你一定要知道 19

鼻過敏不根治的危害有多大？

還記得二〇〇〇年時，麥當勞為了促銷戰，推出中國式的凱蒂貓布偶，掀起一股熱潮，有人甚至為了領不到布偶而大打出手。沒想到當時有許多對塵蟎過敏的小朋友，卻因為對這些布偶的材質過敏，而引發鼻炎、甚至氣喘發作。

突如其來的鼻過敏總讓人氣惱，因為它會害你錯失許多良機。最令我印象深刻的是有一位參加空姐面試的妙齡女子，因為鼻過敏在當下發作，鼻子好像水龍頭打開似地狂流鼻水，進而頭昏腦脹、鼻子癢、鼻音超重，影響了臨場表現，最後並未錄取；她自然相當懊惱，還說「真恨不得把鼻子割掉」。

此外，也曾有一位一線女星兼主持人由媽媽陪伴來我的門診，說自己的過敏性鼻炎很嚴重，每天早上都會發作，甚至還因為狂用面紙擦拭，導致鼻唇間的皮膚發炎紅腫，連上妝都相當困難，自嘲「每天用鼻子包水餃」。

劉醫師解惑

過敏性鼻炎可能引爆致命風險

台灣鼻子過敏的人口到底有多少呢？早在一九九四年，台大小兒科謝貴雄教授的調查研究就發現，大台北地區每十萬名國小學童中，約有三三％的小學生患有過敏性鼻炎；這代表每三名國小學童中，就有一人過敏。現在因為環境污染、空氣懸浮微粒增加、飲食不均衡、壓力過大、室內家具裝潢充滿甲醛等因素，使得鼻過敏的比率更直線攀升；二〇〇七年，台北市衛生局的調查發現，台北市小一新生中，鼻過敏患者約占五〇%，如以全台灣平均來說，過敏性鼻炎的盛行率約三〇%；這表示每十個台灣人裡，就有三個人鼻過敏。

造成過敏性鼻炎的原因是過敏原，也就是塵蟎、花粉、黴菌、寵物毛屑等。把這些過敏原吸進鼻腔內，鼻黏膜因為過敏原的持續刺激，進而誘發白血球肥大，細胞上免疫球蛋白IgE與過敏原結合，釋放出引發過敏的介質，像是組織胺、白三烯素等，過敏性鼻炎的災難於焉發生，包括鼻子癢、流鼻水、鼻塞、說話鼻音過重、眼睛癢、耳朵癢、中耳積水、聽力下降、咽喉癢等等。長時間下來，還會造成下眼瞼水腫、黑眼圈、頭昏、頭痛、注意力不集中、睡眠障礙、打鼾種種後遺症。雖然過敏性鼻炎不致引起鼻咽癌，但再嚴重下去，可能會造成阻塞型睡眠呼吸中止症，進而增加白天開車嗜睡而發生車禍的機率，更嚴重的話，還會增加高血壓、心律不整、腦中風、冠心病等致命風險。

別把自己當醫生，以免延誤治療

過敏性鼻炎的分類法（Allergic Rhinitis and its Impact on Asthma, ARIA），主要是結合過敏性鼻炎的症狀、生活品質的影響、病程，而分為「間歇型」（以花粉過敏為代表）和「持續型」（以塵蟎過敏為代表）兩類；再根據過敏性鼻炎嚴重程度，分為「輕度」（表示無令人困擾的症狀）和「中／重度」。依據這個分類法，我們可把過敏性鼻炎分為「輕度間歇型」、

「中/重度間歇型」、「輕度持續型」、和「中/重度持續型」等四類。所以，過敏性鼻炎可能整年都對塵蟎過敏，也可能在某些特殊季節對花粉過敏。如果過敏性鼻炎的症狀持續超過三個月，就可能會變成慢性鼻炎，這時，藥物治療抗藥性增加，需接受手術處理的機會就會增加到五成。

不過要特別提醒的是，不要以為老是鼻塞流鼻水就一定是鼻子過敏。我印象非常深刻的是一位五十歲男性患者，因為長期過敏性鼻炎都靠自行服用成藥解決，認為持續的鼻塞是鼻過敏造成，也從不找醫師檢查；結果，由於長期鼻塞掩蓋了鼻腔長腫瘤的早期症狀，他來看診時，我赫然發現他已罹患鼻咽癌第三期了。雖說鼻過敏與鼻咽癌並無關連，但即使看似一般常見的過敏疾病，也不要自己當醫生，自行服藥，應持續讓醫師檢查治療，才不會像這名患者一樣，延誤重大疾病診斷的契機。

想要治療過敏性疾病，讀者可參考拙作《過敏，不一定靠藥醫》，當中有我針對過敏疾病整理出的ATM法則。

- A（Avoidance）：就是避免，如何降低過敏的發作頻率。
- T（Treatment）：治療，西醫治療原理及用藥。
- M（Modification）：調理或是營養修飾，如何藉由自然營養的醫學方式來輔助調理。

過敏性鼻炎的ATM法則

我把有關過敏性鼻炎的ATM治療原則，在這裡簡單介紹一下：

❶ **A（避免）**：過敏性鼻炎患者一定要知道自身的過敏原為何，並加以避免。我統計了過

國人鼻過敏的過敏原統計

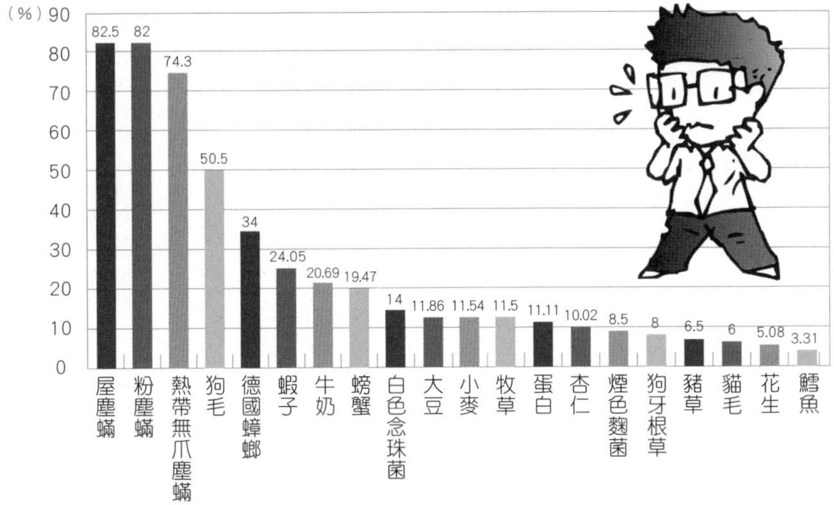

去三千多例鼻過敏患者的檢測報告，過敏原比例由高到低，依序為塵蟎、狗毛、德國蟑螂、蝦子、牛奶、螃蟹、白色念珠菌、大豆、小麥等（見上圖）。只要積極防治，絕對可以降低就醫吃藥頻率。

❷ **T（治療）**：目前治療主流仍以口服抗組織胺，以及鼻噴劑型態的類固醇為主。

❸ **M（調理）**：分成「生活型態」與「營養醫學調理」兩方面。生活型態包括適度規律的運動、不喝冷飲及過甜食品、睡眠充足及舒緩壓力；營養醫學調理則包括機能性益生菌、天然魚油、抗氧化微量元素鋅、抗氧化劑維生素C等。

如果能確實依此ATM原則來保健，不只用藥機率會降低許多，連帶鼻過敏產生併發症的機會，也會相對減少。

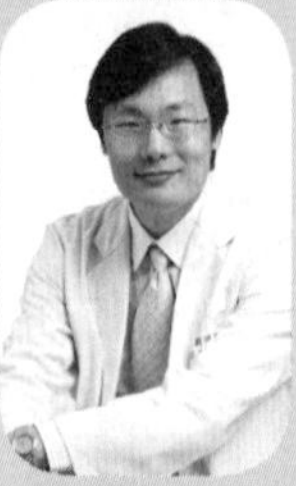

擊退鼻過敏之自然營養療法處方箋

□生活處方

❶**適度規律的運動：**每天曬些太陽，規律的有氧運動如球類、快走、慢跑、騎自行車、游泳、瑜伽、氣功等。可以調節自律神經，促進免疫平衡，降低鼻過敏頻率及嚴重度。

❷**不喝冷飲及過甜食品：**尤其是市售的罐裝飲料、冷飲等，不但糖分高，易使白血球活動力降低，弱化免疫系統，而且所含的各式茶精、香精，會加重肝臟負擔，使得排毒力減弱，增加過敏毒素的負擔。另外，冰品會刺激副交感神經，加重鼻黏膜腫脹。

❸**睡眠充足：**盡量晚上十點上床睡覺，並培養良好睡眠習慣，如此可增加深度睡眠腦波比例，促進生長激素，以及退黑激素的分泌，降低鼻過敏的發作。

❹**舒緩壓力：**以音樂、藝術、文藝欣賞、靜坐冥想等方式來進行舒壓，如此可降低自律神經緊張，也可幫助改善鼻過敏。

❺**每天早晚以生理食鹽水做輕度鼻腔沖洗：**如此可降低鼻腔的細菌量及過敏原量，間接幫助恢復鼻腔鼻竇黏膜上的纖毛功能，降低鼻過敏的併發症。

❻**每天排便順暢：**便祕會增加腸內毒素及壞菌滲入體內機會，加重鼻過敏的負擔，故每天二〇〇〇毫升的白開水，加上一天五至七份拳頭大的蔬果，配上益生菌的補充，可促進每天排便順暢，降低鼻過敏發作機率。

□ 營養醫學處方（治療劑量及搭配種類應依照患者的年齡、體重、臨床症狀、藥物治療內容而有所變化）

❶**機能性益生菌：**每日一〇〇到五〇〇億隻活菌數（Colony Forming Unit, CFU）益生菌，分一至三次服用，菌種越多，協同抗敏效果越好。益生菌可以調節腸道免疫系統，降低過敏反應的Th2細胞激素，改善腸漏症，並協助肝臟排毒。

❷**天然魚油（TG型式）：**每日一〇〇〇到二〇〇〇毫克天然魚油，分早晚服用，其EPA及DHA具有天然抗發炎、抗過敏的效果，可降低鼻子過敏的反應。

❸**微量元素鋅：**每日二〇毫克的胺基酸螯合鋅，一天一次，可強化肝臟解毒金屬硫蛋白活性，降低肝臟負荷，減少過敏毒素對身體的激發，並增加鋅手指金屬蛋白在細胞DNA的影響，活化體內抗氧化酵素SOD、麩胱甘肽、觸酶的表現，提升抗氧化力。有助穩定鼻腔呼吸道黏膜，降低鼻過敏反應。

❹**抗氧化劑維生素C：**每日一〇〇〇到二〇〇〇毫克的維生素C，一天一至二次服用，可以增加抗氧化力，穩定肥大細胞，減少組織胺的釋放。

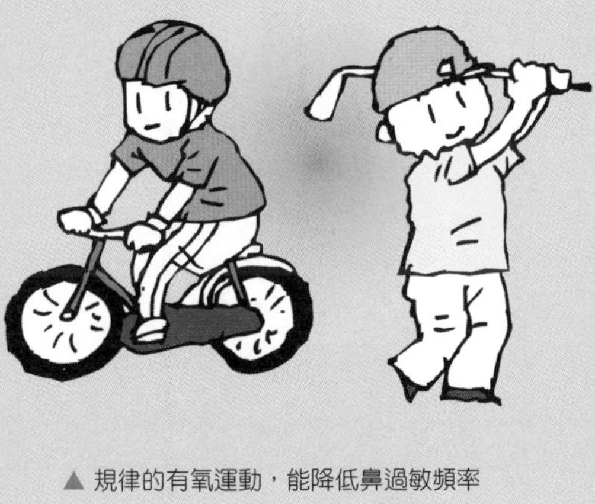

▲ 規律的有氧運動，能降低鼻過敏頻率

你一定要知道20

為什麼小朋友常流鼻血？

五歲的小睿因為流鼻血掛急診，心慌的家長告訴我，小朋友最近三天都斷斷續續流鼻血，而且併發嘔吐，吐出的還是黑色的血塊，連晚上睡覺的枕頭都沾滿了血，真的很恐怖。家長拜託我幫小睿檢查，深怕鼻腔內長了腫瘤，我看到小朋友時，兩邊鼻孔還塞著衛生紙，紅色的血液滲到衛生紙上，臉色慘白的小朋友一臉驚恐的看著我。

根據家長描述，當小睿流鼻血時，他們立刻把他的頭部後仰，有時還以冰塊冰敷額頭，該做的都做了，真的不知道該怎麼辦？以下，在解釋如何面對常態性流鼻血時，我想先跟讀者分析流鼻血的原因。

劉醫師解惑

流鼻血事出有因

❶**外傷：**例如車禍、打架、運動傷害、撞擊等外力直接打到鼻子，造成鼻黏膜破裂，這種情況常常會合併有鼻骨骨折或顏面組織的傷害。

❷**不適當的掏挖鼻屎：**尤其以小孩為多，常造成鼻中膈前方之克氏（kiesselbach）血管叢流血。

❸**過敏性鼻炎：**若病人有鼻過敏的現象，用力打噴嚏或用力擤鼻涕，也會造成鼻黏膜血管

的破裂。

❹**發炎、感染：**因為發炎感染，造成鼻黏膜的紅、腫、熱，進一步造成血管擴張、脆弱，這時可能會鼻涕中帶有血絲或是出血。

❺**原因不明：**其實，有許多病人的出血，是找不出任何原因的，也就是說無緣無故就自己出血，常見於小孩及青少年。

❻**鼻手術後出血：**若病人接受過鼻部手術，出院之後有時仍會有程度不同的鼻出血，但一個月後應該就不太會出血了。

❼**凝血機能障礙：**包括老人家吃了抗血小板藥物，像是阿斯匹靈；或是罹患血友病、白血病（血癌），或是血小板低下症。我曾遇過小朋友流鼻血，結果卻診斷出罹患急性白血病，所幸經過化療之後，現在已經痊癒了。

❽**其他全身性疾病：**例如高血壓、肝病（肝硬化、肝癌等）、尿毒症患者，都可能會導致鼻出血。其中，高血壓患者平時鼻腔的血管硬化也較多，一旦血壓上升引起血管破裂，鼻出血機率是相當高的。

❾**鼻腫瘤：**這也是大家最擔心的，包含鼻腔或鼻咽腫瘤。不過這一類的出血，因為是腫瘤表面糜爛造成滲血，常常是鼻涕或痰中帶血絲，反而較少產生大出血，除非是遇到巨大腫瘤或是血管瘤之類的病變。

❿**其他：**包括鼻腔異物或結石、鼻中膈彎曲或穿孔、腐蝕性氣體吸入傷害、天氣過於乾燥或氣壓過低、遺傳性出血性毛細血管擴張症、懷孕期鼻出血之內分泌問題等。

急性流鼻血，正確處置有撇步

萬一碰到鼻出血時，在家應如何初步處理？其實大部分（九成以上）的鼻出血是良性的，而且幾乎都發生在鼻孔入口內一公分左右（小孩更是如此），所以不用太過驚慌，只要遵從以下處理流程，通常很快可以止血。

步驟❶：見到鼻血從前鼻孔滴滴答答流出來時，不要慌亂，越慌張，反而會造成病人的緊張。此時可讓病人半坐臥，頭向前傾，放輕鬆，千萬不要躺平或頭全部後仰，因為這樣無法評估病人出血的嚴重，而且血液會從鼻腔到口腔再吞入胃中，若大量吞入，反而會刺激胃壁黏膜造成嘔吐，不但增加病人不適，有時還會以為是胃出血。

步驟❷：可用乾棉花或稍微沾溼的棉花，輕塞入流血側，以手指施加壓力於出血那一邊的鼻翼，如此五分鐘之後，大部分的出血都可以控制。

步驟❸：可以在鼻子上以碎冰袋隔著手帕，或是用毛巾冰敷整個鼻子，因為鼻出血點一般在鼻孔入口處，所以冰在額頭效果是不夠的。

步驟❹：若流血頻率較高，可用無刺激性的眼藥膏或凡士林，塗抹於鼻孔鼻毛覆蓋的區域保養，並請病人盡量不要亂掏挖鼻孔。

步驟❺：把小孩的指甲修剪，如此可減少尖銳指甲挖破鼻黏膜，造成出血。

如此處理之後，如果一週內仍超過三次鼻出血，就要去找耳鼻喉科醫師報到了。

在前面案例中，我們看到小睿家長幫助他止鼻血時，做錯了二件事：第一，流鼻血時不應該將頭後仰，難怪小睿把鼻血吞到胃中，引

流鼻血怎麼處理？

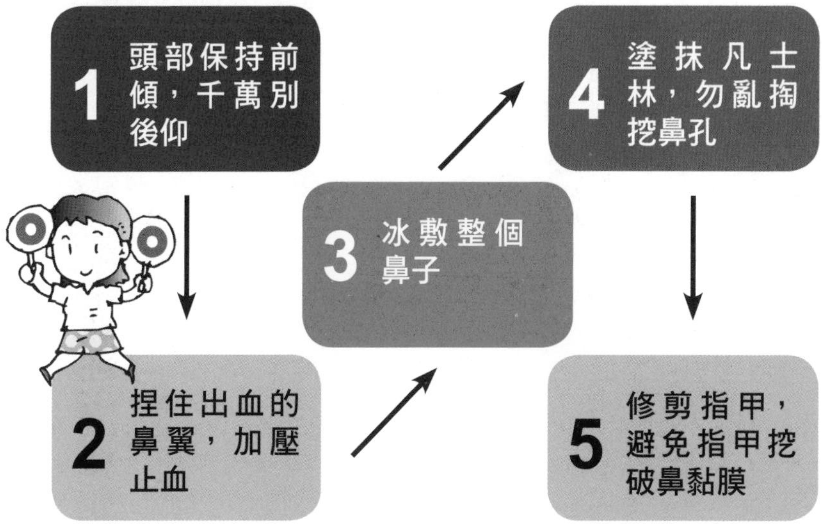
1 頭部保持前傾，千萬別後仰
2 捏住出血的鼻翼，加壓止血
3 冰敷整個鼻子
4 塗抹凡士林，勿亂掏挖鼻孔
5 修剪指甲，避免指甲挖破鼻黏膜

起胃黏膜刺激，造成嘔吐反應；第二就是冰敷不應敷在額頭，應敷在鼻子上面才對。

醫師的處理方法，是盡量找到出血點，以藥物塗抹，對反覆出血的地方，可用燒灼藥物來做血管化學性燒灼，嚴重的可以電燒、雷射來處理止血，對無法確定的鼻出血點或嚴重的後鼻腔出血，醫師會先行以凡士林紗條或其他填塞物填塞，待二至三天後取出，如果還有其他合併症，例如鼻中膈彎曲或鼻腫瘤，就應以鼻內視鏡微創手術來處理。

當然，也要驗血看看有無重大疾病，若是全身性的疾病併發鼻出血，同時治療內科疾病也是很重要的，例如，肝病造成凝血功能不佳，就是其中一例。

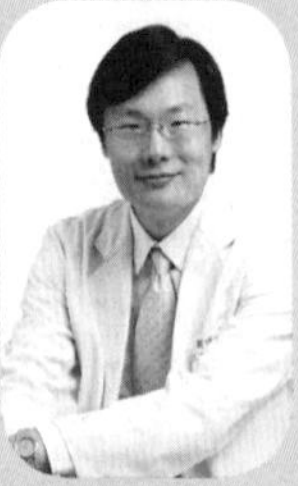

擊退常態性流鼻血之自然營養療法處方箋

□ 生活處方

❶如有**服用抗凝血藥物**，如香豆素（warfarin）或可邁丁（coumadin），抗血小板藥物阿斯匹靈（aspirin）和保栓通（clopidogrel, plavix）等，**需與醫師討論劑量的調整**。

❷鼻出血期間**應避免高劑量魚油、銀杏、維生素E、納豆激酶、人參、薑黃粉等營養補充品**，等三天未出血後，即可恢復補充。

❸**適度規律的緩和運動：**規律緩和的運動，像是走路、瑜伽、太極拳、氣功等，可以調節自律神經，避免交感神經興奮，降低鼻過敏頻率及出血機會，但籃球、足球、跑步、躲避球、柔道、跆拳道、強力有氧運動等，因為會有肢體衝撞或增加血壓風險，建議暫時停止。游泳因可能吸入刺激性氯氣，刺激鼻黏膜，也應避免。

❹**避免辛辣、酒精等食物或飲品：**辣椒、麻油、胡椒粉、咖哩薑黃粉、芥末醬等辛香醬料，會刺激鼻黏膜血管擴張，必須避免。任何高濃度酒精也必須禁止，尤其市售某些提神罐裝飲料，甚至含有一○%的酒精成分，更要注意！荔枝、龍眼、榴槤、芒果、鳳梨等上火水果，也應暫時避免。

❺**冷飲冰品也應節制：**冰品會刺激副交感神經，加重鼻黏膜腫脹、過敏，增加打噴嚏、擤鼻涕機率，也會增加鼻出血機會。

❻**睡眠充足：**盡量晚上十點上床睡覺，如此可增加深度睡眠腦波比例，促進生長激素及退黑激素的分泌，降低鼻過敏以及鼻出血機會。

❼**舒緩壓力：**以閱讀、輕音樂、藝術、靜坐冥想等方式來進行舒壓，如此可降低自律神經緊張，也

可幫助改善鼻出血機會。

❽以適度保溼軟膏做鼻孔護理：每天早晚以無刺激性的眼藥膏或凡士林，塗抹在鼻孔鼻毛覆蓋的區域保養，含有薄荷的藥膏反而會刺激血管擴張，應該避免。

❾維持每天排便的好習慣：便祕會增加排便時的壓力，使得鼻腔血管擴張，每日二〇〇〇毫升的白開水，加上一天五至七份拳頭大的蔬果，配上益生菌的補充，可促進每天排便順暢。

□營養醫學處方（治療劑量及搭配種類應依照患者的年齡、體重、臨床症狀、藥物治療內容而有所變化）

❶抗氧化劑維生素C：每日一〇〇〇到二〇〇〇毫克的維生素C，一天一至兩次服用，可以強化血管韌性，穩定肥胖細胞（又稱肥大細胞），減少過敏反應。

❷微量元素鋅：每日二〇毫克的胺基酸螯合鋅，一天一次，可強化肝臟解毒金屬硫蛋白活性，減少過敏毒素對身體的激發，並活化體內抗氧化酵素SOD、麩胱甘肽、觸酶的表現。如此便可穩定鼻腔呼吸道黏膜，降低鼻過敏及鼻出血機會。

❸機能性益生菌：每日一〇〇到五〇〇億隻活菌數（Colony Forming Unit, CFU）益生菌，分一至三次服用，菌種越多，協同抗敏效果越好。益生菌可以調節腸道免疫系統，降低過敏反應的Th_2細胞激素，改善腸漏症，並協助肝臟排毒，降低鼻過敏，間接減少鼻腔出血機會。益生菌還能增加腸道好菌，協助製造抗出血維生素K。

❹維生素K：分為K_1、K_2、K_3，K_1及K_2是由腸道好菌製造，K_3是合成製劑，一般成人需六〇到八〇微克，嬰幼兒每天每公斤約需一至二微克，我不建議自行補充，必須由醫師處方來注射或是口服維生素K。食物中優酪乳、魚肝油、大豆、海藻、甘藍、菠菜、紫苜蓿等含維生素K較高，可以適量補充。

你一定要知道 21

萬一失去了嗅覺該怎麼辦？

多年前的一個喜宴場合，旁邊坐著一位新郎官的朋友，因同桌而聊了起來。原來他曾是一位品茶師，靈敏的鼻子讓他在品茶界赫赫有名，也經常受邀去幫各種品茶比賽當裁判，但一場突如其來的車禍，造成他頭部外傷，隨之而來的是嗅覺居然喪失，而且主治醫師告訴他，由於嗅神經受損嚴重，已經不可能回復了。他娓娓道來時一直嘆氣，還跟我說：「我願意拿全部的財產換回嗅覺。」真的，不要說品茶師、品酒師、品咖啡師，甚至是廚師，嗅覺對每個人來說都太重要了。

劉醫師解惑

嗅覺喪失，等於失去生活警鐘

我們人類的嗅覺，是由第一對顱神經（嗅神經）來控制的。它的神經接受器位於鼻腔鼻甲及鼻中膈之間的黏膜上，氣味分子經過嗅神經支配的鼻黏膜之後，會經由嗅神經這條電線傳導到腦內嗅球，再與其他腦神經元整合，然後，各種香、臭的感覺於是產生。

你喜好什麼香水，甚至逐臭之夫所愛的臭

嗅神經示意圖

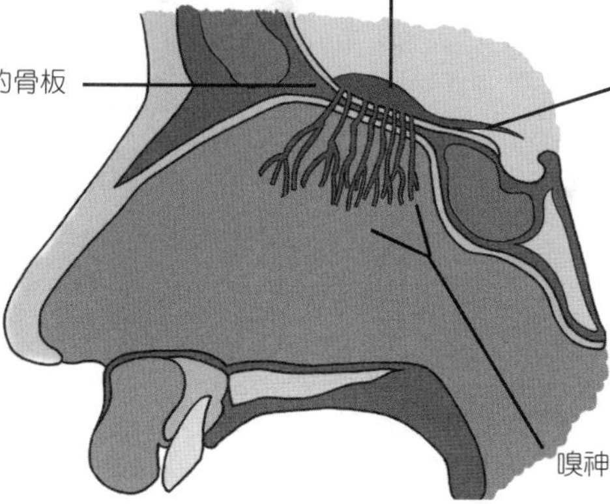

豆腐，小時候母親做的家鄉味等，都會經由嗅神經，深深烙印在你的記憶中樞。

任何會造成這條嗅覺路徑上的機械性障礙、化學物質破壞、病毒感染、腫瘤壓迫或先天因素，都可能造成嗅覺低下，甚至嗅覺完全喪失。

其實，不光是嗅覺，味覺也是讓我們品嚐一道美味佳餚不可或缺的重要感覺系統。味覺基本上是舌頭對酸、甜、苦、鹹、辣的感應，它的神經支配，是由顏面神經及舌咽神經掌控的，我們對一個食物美味的評論，必須靠嗅覺及味覺的統合整理，才能達到精準的地步。正因如此，不管喪失的是嗅覺或味覺，對人們的生活影響都很巨大。

沒有了嗅覺會怎樣呢？就像前面提到的那位嗅覺喪失朋友所說的：「我願意拿全部的財產換回嗅覺。」嗅覺喪失不但無法感受到食物

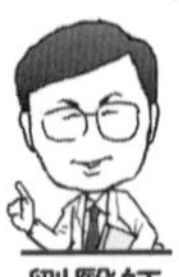

劉醫師小講堂

哪些原因會造成嗅覺喪失？

一般說來，嗅覺喪失或嗅覺功能異常可能有以下原因：

❶**鼻竇炎、鼻息肉、過敏性鼻炎、鼻中膈彎曲：**這些原因可經由手術恢復氣味分子與嗅神經的接觸，以改善嗅覺，但不宜拖過久。

❷**濾過性病毒感染：**通常在感冒後發生，必須接受類固醇治療，黃金治療期在十天之內。

❸**頭部外傷造成嗅神經附近的骨板骨折：**這個原因造成的嗅神經傷害，復原機會可能較為渺茫。

❹**腦腫瘤：**如額葉腦膜瘤，壓迫到嗅神經。

❺**梅毒感染：**目前已少見，過去梅毒螺旋體感染到神經系統，可能造成嗅神經破壞。

❻**先天性發育異常：**例如卡曼氏症（Kallmann Syndrome），這是X染色體基因缺陷所致，造成先天性腦下垂體荷爾蒙刺激性腺素釋放素（Gonadotropin Releasing Hormone, GnRH）分泌不足，導致腦下腺無法分泌性腺激素，這個症狀常伴隨有嗅覺功能異常，偶有色盲、兔唇等其他症狀。

❼**鋅缺乏：**我會建議嗅覺功能障礙患者，每天可補充胺基酸螯合鋅二〇至四〇毫克，持續三個月之後，觀察復原狀況。

❽**毒品**（如吸食安非他命）**或化學毒素**（如鎘、鉻酸、殺蟲劑等）吸入，造成嗅神經損傷。

❾**喉癌患者接受全喉切除術後：**因為呼吸是經由喉嚨的氣切造口，所以氣味分子無法刺激鼻腔嗅神經。

❿**頭頸部癌患者接受放射線治療：**例如鼻腔鼻竇癌、腦瘤接受放射治療後，嗅神經受到放射線游離輻射的破壞。

⓫**其他不明原因。**

香氣的愉悅感，連帶也會影響食慾，容易變得沮喪，甚至有人出現社會退縮的現象。

更麻煩的是，沒了嗅覺，會減少對生活危險的警覺性，像是可能吃了腐敗的食物而不自知，導致感染腸胃炎；或是無法警覺廚房外漏的瓦斯，而造成一氧化碳中毒，甚至在火災剛發生時，無法嗅出燒焦味，因而喪命。

搶救嗅覺大作戰

一旦發現嗅覺有問題時，建議你趕緊找耳鼻喉科醫師診斷治療，為了能提供醫師快速診斷，讀者應先整理以下資訊：

- 第一次發生嗅覺功能異常是何時？
- 什麼環境下產生嗅覺異常的？工作場所或在家中？
- 最近有感染感冒或流感嗎？
- 有發生車禍或頭部外傷嗎？
- 有嚴重復發的鼻過敏嗎？
- 曾有鼻息肉症或鼻竇炎病史嗎？
- 這嗅覺異常與季節有關嗎？
- 最近有頭痛噁心嗎？
- 嗅覺喪失持續多久了？
- 有做鼻腔手術嗎？
- 有接受放射治療或化學治療嗎？
- 女性朋友有月經不規則或不孕問題嗎？
- 有經常感冒、指甲易斷裂、落髮狀況嗎？

當然，面對嗅覺功能低下或喪失，如果懷疑是病毒感染，醫師會給予口服類固醇來搶救嗅覺，如果是慢性鼻炎，則早期施以內視鏡手術，是有機會讓嗅覺恢復的。針對嗅覺功能異常的患者，以下是我建議的保健之道，希望能對尚有一絲嗅覺功能的患者有所幫助。

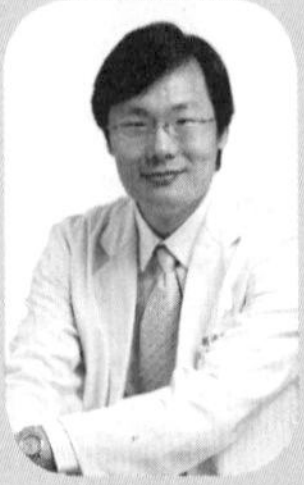

擊退嗅覺功能低下之自然營養療法處方箋

□生活處方

❶**戒菸：**吸菸會加重嗅覺神經負擔。

❷**適度規律的運動：**每天曬些太陽，規律的有氧運動如球類、快走、慢跑、騎自行車、游泳、瑜伽、氣功等。可以調節自律神經，促進免疫平衡，降低鼻過敏頻率及嚴重度，改善因鼻過敏、鼻塞造成的嗅覺功能異常。

❸**芳香療法：**請有經驗的芳療師，以適合的芳香精油來刺激鼻腔嗅覺，但有些精油會讓鼻黏膜敏感腫脹，反而造成嗅覺功能暫時變差，這時就必須暫停這種療法。

❹**睡眠充足：**盡量晚上十點上床睡覺，並培養良好睡眠習慣，如此可增加深度睡眠腦波比例，促進生長激素以及退黑激素的分泌，活化嗅覺系統。

❺**每天早晚以生理食鹽水做輕度鼻腔沖洗，**如此可降低鼻腔的細菌量及過敏原量，間接幫助恢復鼻腔鼻竇黏膜上的纖毛功能，改善嗅覺功能。

❻**若是嗅覺已完全喪失，家中房間應放置煙霧偵測器，**尤其在廚房，而且要定期更換新電池。若廚房使用天然氣或桶裝瓦斯做為燃料，最好能改用電爐，否則應加裝瓦斯偵測器，以免造成中毒而不自知。

□營養醫學處方（治療劑量及搭配種類應依照患者的年齡、體重、臨床症狀、藥物治療內容而有所變化）

❶天然魚油（TG型式）：每日一〇〇〇到二〇〇〇毫克天然魚油，分早晚服用，其EPA及DHA具有天然抗發炎、抗過敏的效果，可降低嗅神經發炎的狀況。

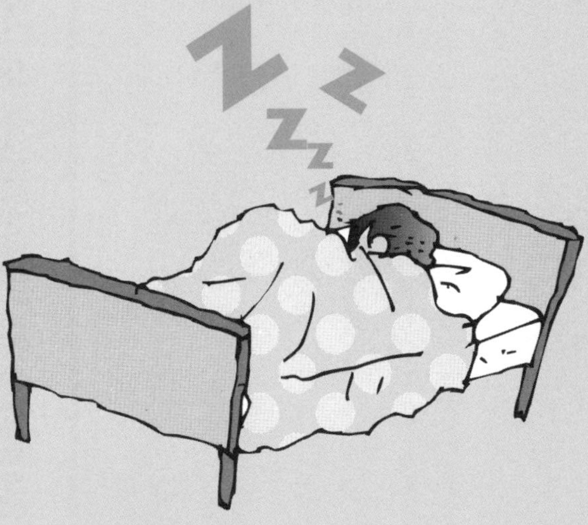

▲ 充足的睡眠，可活化嗅覺系統

❷微量元素鋅：每日二〇至四〇毫克的胺基酸螯合鋅，提升嗅神經活性，穩定鼻腔呼吸道黏膜，降低鼻過敏反應。

❸抗氧化劑維生素C：每日一〇〇〇到二〇〇〇毫克的維生素C，一天一至二次服用，可以增加抗氧化力，穩定肥胖細胞（又稱肥大細胞），減少組織胺的釋放。

❹維生素B群（包含B_1、B_2、B_3、B_6、B_{12}及葉酸）：每天至少六毫克B_1、六・五毫克B_2、七五毫克菸鹼醯胺（B_3）、七・五毫克B_6、九〇〇微克葉酸、九微克B_{12}等，可幫助嗅神經的穩定。

❺銀杏葉萃取物：每日八〇到二四〇毫克，具有抗氧化及減少血栓形成的效果，可改善腦及神經缺氧，促進末稍血液循環。

你一定要知道22 不菸不酒不吃檳榔也會得鼻咽癌？

三十歲的陳小姐，近一個月來因為感冒、扁桃腺發炎，加上脖子長了一個硬塊，在診所醫師那兒治療，可是感冒好了，脖子的硬塊並未消除，經醫師轉診到我這來進行詳細檢查。當我用鼻腔內視鏡檢查後發現，她的鼻咽腔中有一顆腫瘤，經切片檢查後確定是鼻咽癌。

當我告訴她檢查結果時，她臉色慘白，用顫抖的語音重複著：「天啊，我不菸不酒不吃檳榔，居然得到鼻咽癌！」我想，這不僅是她的疑惑，也是很多讀者心中的疑惑——為什麼不屬於高危險群的人，也會得到鼻咽癌呢？

劉醫師解惑 鼻咽癌位置隱密不易早期發現

鼻咽的位置是在後鼻腔的一個區域，其上為蝶竇，下為口咽部，後方為第一頸椎，所以鼻咽腔乃是鼻腔空氣進入咽喉氣管的必經通道。它兩側各有一開口，是耳咽管的出口，可通至中耳腔內。在鼻咽此處發生的癌症，大多為上皮癌，醫界通稱為鼻咽癌。

根據世界衛生組織報告指出，世界各地的

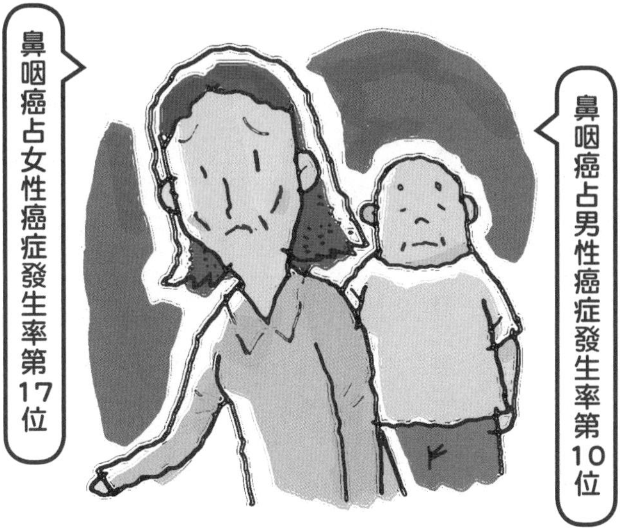
鼻咽癌占男性癌症發生率第10位
鼻咽癌占女性癌症發生率第17位

華人罹患鼻咽癌比率，男性是每十萬人口六至三十三名，女性每十萬人口二至十四名，如果依照比率高低排列下來，依序為香港、新加坡、舊金山、台北、洛杉磯、夏威夷、上海，而且廣東人越多的地方，比率就越高，所以又有人稱鼻咽癌為「廣東癌」。

而台灣本身呢？依據衛福部前身衛生署於二〇一〇年公布的資料顯示，二〇〇七年全台灣每十萬人口中，有六・八八個鼻咽癌，總計有一五七九名鼻咽癌患者，其中男性一一六七名，占男性十大癌症發生率的第十位，女性四一二名，占女性癌症發生率的第十七位。

由於鼻咽的位置相當隱密，一旦產生腫瘤，不易早期發現，所以我認為大家都應該要對鼻咽癌的症狀有基本認知，才不致於延誤就醫。

頸部單側無痛性腫塊是主要症狀

- **頸部無痛性腫塊：**大約六〇%至八〇%的鼻咽癌患者都有此症狀，尤其是單側無痛腫塊最多。這種淋巴腫大是無法移動的，換句話說，如果你脖子的淋巴組織會滑溜溜的，就偏向良性。鼻咽癌細胞會經由淋巴引流系統流至頸部淋巴腺，其中以耳垂下的頸淋巴結腫大最常見，當然也有可能為雙側，因此有此特性且位置相像之頸部腫塊，皆應做鼻咽檢視。
- **流鼻血或是鼻涕、痰中帶有血絲：**主因是鼻咽癌腫瘤血管出血，不過大多數不會大出血，而是以血塊或是暗紅血絲表現。所以如果有鼻出血的現象斷斷續續持續一週，應請醫師用鼻內視鏡仔細檢查鼻腔。另外，若是這血絲倒流至喉嚨，則有可能痰中帶血。
- **單側耳朵發生耳鳴、聽力減退、耳塞感：**由於鼻咽癌長在鼻咽側壁，會阻塞耳咽管的開口，影響中耳腔通氣，進而產生中耳積水，導致聽力變差、耳鳴、耳悶塞感的症狀。一旦出現這類症狀持續超過二十四小時，應該立刻就醫檢查。另外，這種症狀也有可能是突發性耳聾，所以千萬別拖延。
- **鼻塞、鼻膿漏：**這可能是腫瘤已大到塞住後鼻孔，或是侵入鼻腔、鼻竇，造成鼻竇炎症狀。曾有一位長期過敏性鼻炎患者發生鼻塞，自以為是鼻過敏作怪，在藥局購買成藥使用，直到兩個月後流鼻血才趕緊就醫，不過這時檢查已經是鼻咽癌第三期了。
- **不明原因之頭痛：**這時因癌細胞已侵入顱底，故產生頭痛症狀。這種病人多會先到神經內科檢查頭痛原因，最後才轉到耳鼻喉科。

頸部無痛性腫塊可能發生的位置

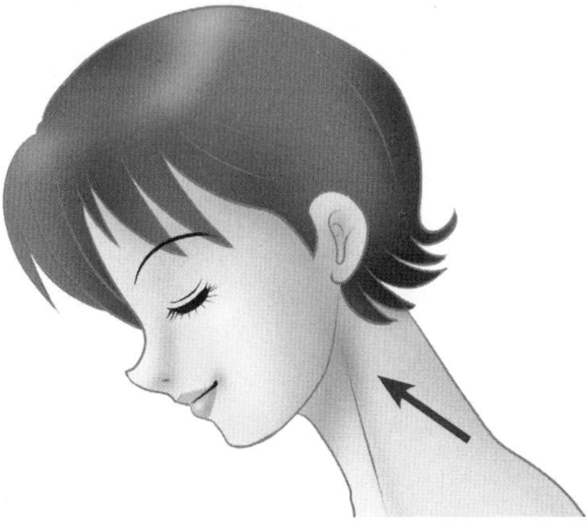

▲ 若發現耳垂下的頸淋巴結腫大（箭頭處），請立即就醫檢查

● **臉部感覺麻木、複視、眼瞼下垂、吞嚥困難、聲音沙啞、舌頭運動不靈活等症狀：**這些都已經是腫瘤向鼻咽後上方經顱底孔洞侵入腦內，影響第三、四、五、六、九、十、十一、十二對腦神經，一般有這些症狀，已經是第四期鼻咽癌了。

至於鼻咽癌到底是什麼原因所引起呢？為什麼有人不菸不酒不吃檳榔，也會得到鼻咽癌？一般說來，造成鼻咽癌的可能原因有以下幾點：

❶ **EB病毒**（Epstein-Barr virus）感染：EB病毒是第四型人類疱疹病毒，經常造成上呼吸道感染以及頸部淋巴結腫大發炎。EB病毒感染不一定會造成鼻咽癌，只是研究發現，許多鼻咽癌病人血清中，對EB病毒抗原有關的病毒抗體，如VCA、EA、NA1，

抗體效價數值較高，而且許多鼻咽癌患者在治療後，這些數值會下降，而鼻咽癌復發時，數值又會上升。所以我贊成鼻咽癌患者應定期追蹤EB病毒VCA、NA的抗體效價。

如果健檢時，以這數值來做鼻咽癌篩檢，我認為會造成過度恐慌，因為人類本來就容易感染EB病毒，發生類似感冒的症狀，感冒之後EB病毒的VCA、NA1抗體效價，當然也就上升了。

❷**遺傳：**根據統計，如果一等親中有人得到鼻咽癌，其罹患鼻咽癌的危險性是一般人的十九•二倍，可是住在一起的夫妻，很少會同時罹患鼻咽癌，所以鼻咽癌與遺傳因子是有關的。

❸**各種有毒刺激性氣體：**包括長期工作於通風不良的環境、新裝潢的家具所含有的甲醛（俗稱福馬林），都與鼻咽癌有關。另外，過去家庭中常燃燒蚊香、拜拜杜香燃燒的煙、鋸木屑等等，也可能與鼻咽癌有關。雖說抽菸可能與鼻咽癌無關，但是一份報告指出，一天吸菸超過二十支，罹患鼻咽癌機率增加兩倍。

❹**飲食因素：**經常吃含有防腐劑亞硝胺的鹹魚、燻肉、香腸，可能會增加罹病率。而抗氧化劑A或C缺乏，也會增加體內自由基，可能與鼻咽癌增加有關。

初期鼻咽癌以放射療法效果最好

一般說來，初期鼻咽癌是不需要開刀的，主要原因是鼻咽腔位置相當深，開刀不易清除腫瘤，加上鼻咽癌對於放療、化療相當敏感，除非是經過治療後又產生局部復發，才需要以鼻內視鏡加上雷射切除。所以基本上，第一期的鼻咽癌是以單獨放射治療（俗稱電療）為主，治癒效果最好，五年存活率在九成以上；而第二期至第四期鼻咽癌若無遠端全身轉移，化療

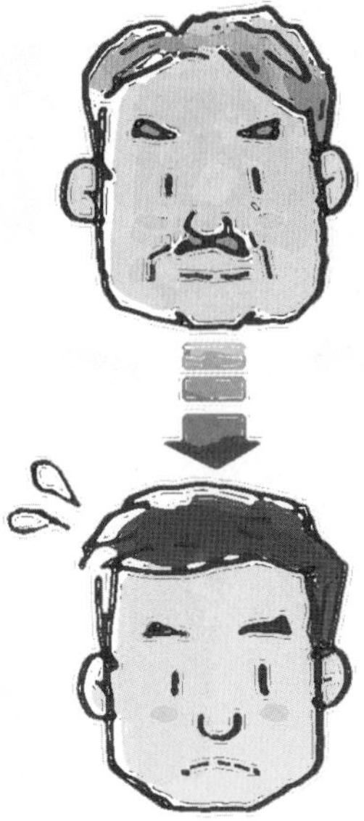

▲ 鼻咽癌患者的一等親家屬，罹患鼻咽癌的機率是一般人的 19.2 倍

加上放射治療是必須的，若是全身有轉移情形，則化療仍是必要的治療，至於放療，就要看情形來決定。（讀者若對化療及放療有關的認識及保養策略想進一步了解，可以參考本人著作《營養醫學抗癌奇蹟》一書）

我特別要強調的是，頭頸部放射治療的副作用，包括照射範圍皮膚紅疹、毛髮脫落、口腔黏膜潰瘍發炎、白血球數目降低、體重減輕等，大多數會慢慢恢復。但仍必須注意數月甚至數年後所產生的長期後遺症，尤其是口乾、頸部肌肉纖維化、吞嚥困難、聲音沙啞、吃東西容易嗆食等等。所幸隨著放射治療技術的進步，包括順著腫瘤形狀治療以減少正常組織傷害，增加劑量以縮短治療次數，以及隨時注意復健和營養醫學補充品介入，都可以大幅度降低併發症。

鼻咽癌患者保健之自然營養療法處方箋

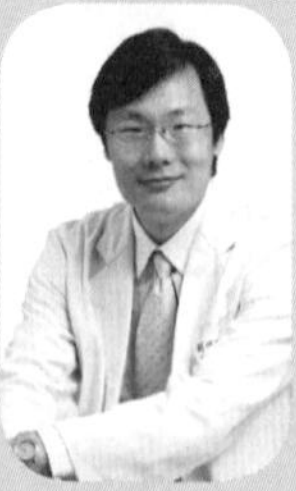

□生活處方

❶**飲食建議**，一定要請教營養師，肉類盡量以白肉為主，如去皮雞胸肉、不同深海魚肉來搭配，蔬果因含有許多不同的抗癌植物化素（phytochemical），盡量多食用。唯須注意以大量清水沖洗殘存農藥，如果購買得到有機蔬果最好。而化放療時，因患者白血球可能過低以及口腔可能嚴重潰瘍破洞，不可生食。

❷有ABC者（A表alcohol喝酒、B表betel nut檳榔、C表cigarette抽菸）必須**戒菸**、**戒酒**、**戒檳榔**，否則治療完後復發率較高。

❸**養成每日量體重的習慣**，體重若減少五%，則治療效果及預後都會下降，且併發症也會增加。

❹療程結束後，**養成每日洗鼻一至二次的習慣**，可以降低鼻竇細菌感染，若有流鼻血，則休息三天。

❺**隨時補充水分**，每日二〇〇〇至三〇〇〇毫升的白開水，喝咖啡及濃茶應注意利尿問題，會造成更嚴重口乾。

❻**積極配合醫師治療以及追蹤檢查**，如果在平時有不明原因頸部腫瘤變大、骨頭痠痛、吞嚥疼痛、頭痛、咳血、鼻涕有血，應立即回診檢查。

❼千萬**不要服用來路不明的抗癌偏方**。

❽**早睡**，**多休息**，盡量降低工作負荷，做有興趣的嗜好，幫助舒壓。

❾**持續輕度有氧運動**，快走、騎自行車、氣功、甩手、太極拳、土風舞或社交舞等，每日早晚各

二十至三十分鐘，能幫助降低壓力，增加白血球自然殺手細胞活性，降低癌症復發。不建議游泳，因為可能造成頸部皮膚蜂窩組織炎。

⑩鼻咽癌患者治療後有時會發生語音不清楚，聽力下降，容易自我封閉，建議應多聽演講，**參與癌友會或是宗教團體**，藉由互相幫助及扶持，重建自我信心。

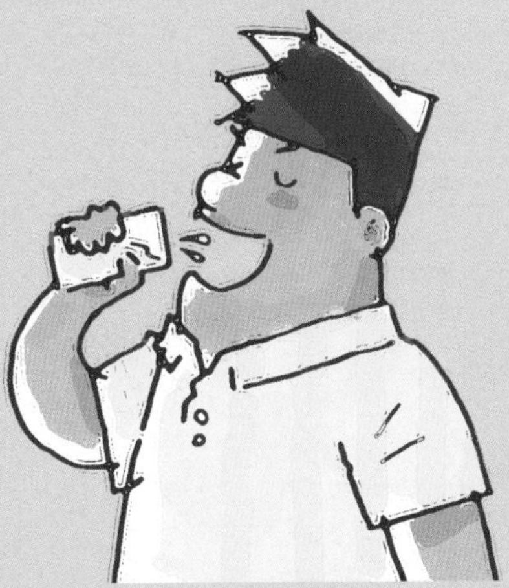

▲鼻咽癌患者要隨時補充水分，避免飲用咖啡或濃茶

□ 營養醫學處方（治療劑量及搭配種類應依照患者的年齡、體重、臨床症狀、藥物治療內容而有所變化）

❶ **甘草蘆薈麩醯胺酸粉：**化放療期間每日一〇至三〇公克，研究發現，甘草麩醯胺酸粉可以保護消化道及口腔黏膜，並促使破損黏膜迅速恢復。

❷ **硒酵母：**每日二〇〇至六〇〇微克硒酵母，硒（selenium）為抗氧化酵素麩胱甘肽過氧化酶（Glutathione Peroxidase, GPx）的重要構成微量元素。對於可能已形成的癌細胞，硒可經由硫氧化還原酶（Thioredoxinreductase, TR）以及抑制環氧化酶-2（Cyclooxygenase-2, COX-2），來抑制癌細胞生成發炎與促使癌細胞凋亡。

❸ **白藜蘆醇植化素：**每日二至三匙白藜蘆醇植化素萃取粉，可以增加鼻咽癌對放射治療的敏感性，促進癌幹細胞的凋亡。

❹ **維生素B群（包含B_1、B_2、B_3、B_6、B_{12}及葉酸）：**

每日至少六毫克 B_1、六・五毫克 B_2、七五毫克菸鹼醯胺（B_3）、七・五毫克 B_6、九〇〇微克葉酸、九微克 B_{12} 等，可提供癌症患者於手術、化療、放射治療後肝臟解毒反應所有輔助因子，幫助身體造血、神經保護、能量產生等反應。

❺ **蕈菇類萃取物：**由有益菇蕈類如靈芝、冬蟲夏草、猴頭菇等菌絲組成，含有豐富多醣體、三萜類和微量有機元素如有機鍺（Organic Germanium），所產生的多醣體具有調節免疫的功能，每日三〇〇至一〇〇〇毫克有機鍺，能誘導干擾素，干擾素又活化了自然殺手細胞和巨噬細胞，輔助殺死癌細胞，增強免疫能力和抗癌作用。另外，鍺也具有高度抗氧化作用，可以有效抵抗自由基，避免細胞DNA被破壞，導致癌細胞生成。

❻ **輔酵素 Q_{10}：**每日九〇至三〇〇毫克，加強抗氧化力，降低身體因化療及放療造成的氧化壓力，並且減少腫瘤血管新生，減少轉移機會。

❼ **天然魚油（TG型式）：**每日二〇〇〇至三〇〇〇毫克天然魚油，應用EPA及DHA天然抗發炎、抗腫瘤的效果，降低腫瘤轉移機會，促進癌細胞凋亡，維持體重、肌肉質量及肌肉品質。

❽ **機能性益生菌：**每日一〇〇至三〇〇億隻益生菌，重建腸道正常生理功能。

❾ **維生素C：**每日一〇〇〇至二〇〇〇毫克，增加口腔黏膜的抗氧化力，降低自由基對口腔黏膜細胞的損傷，刺激唾液腺的分泌。

❿ **薑黃萃取物：**每日三〇〇至六〇〇毫克，薑黃素可以調降發炎NF-κB因子活化，減少全身性發炎反應，並具有促進癌細胞凋亡作用。

4

食不下嚥，嘴巴出毛病真無奈

很多人都有過嘴巴破的經驗，雖是小傷口，卻讓人飽受折磨。另外像是口臭、嘴巴乾，這些日常生活中常見的問題，也都讓人相當困擾。千萬別以為嘴巴出現的都是小毛病，同樣是嘴巴破，有時可能只是火氣大，有時卻是惡性腫瘤，大意不得！

你一定要知道 23

為什麼動不動就嘴巴破？

一名不抽菸、不喝酒的二十五歲帥哥，因為口腔經常出現破洞潰瘍症狀，且位置不一定，一下是舌頭，一下是牙齦，擔心自己得了口腔癌，趕緊來找我檢查。結果是復發性口腔潰瘍，原因可能是經常熬夜。

而四十五歲的李小姐也因為長期容易嘴破，加上嘴唇經常起水泡，不但造成疼痛，嘴唇也常紅腫，對愛漂亮的她來說，實在是精神折磨。經我診斷後，是復發性疱疹病毒感染。

至於五十五歲的檳榔族蔡先生就沒那麼幸運了，他因舌頭表面上的潰瘍超過一個月來找我，經切片檢查後判定是口腔癌第二期，只能趕緊開刀治療，現在持續追蹤中。

同樣是口腔經常性的破洞潰瘍，結果卻有那麼大差異，可見口腔潰瘍是多麼複雜且難判斷的症狀。

劉醫師解惑

嘴破成因五花八門

耳鼻喉科門診得經常處理患者嘴巴破洞的狀況。門診時，我最常被患者問到：「感冒時嘴巴會破嗎？」、「我家小朋友發燒跟嘴巴破有沒有關係？」、「嘴巴破會不會變成惡性的呢？」各式各樣的問題都有。

一般說來，嘴破的成因可分為感染性、外傷造成、免疫性疾病以及惡性腫瘤四大類。舉凡病毒、細菌、真菌等感染，都可能導致嘴巴破洞，而免疫失調也會造成口腔潰瘍，當然還有大家最怕的癌症，也就是口腔癌。以下是常見的嘴破成因，提供大家參考：

◆常見感染性疾病

❶疱疹性咽峽炎：雖名為疱疹性，但與疱疹病毒無關，而是由克沙奇A族病毒所引起，偶爾也與其他腸病毒家族之克沙奇B族病毒或依科病毒感染有關。主要症狀是口腔後面的咽喉部位會出現許多小水泡，破掉後會形成表淺性潰瘍，大小約一至二毫米，劇痛，以保守治療（緩解疼痛）為主，約一週就可痊癒。

❷手足口病：也是由克沙奇A族病毒所引起，除了類似疱疹性咽峽炎的口腔病程外，手掌及腳底也會同時出現水泡、紅疹等皮膚病灶，治療上主要是緩解患者的疼痛、不適，大約一週可痊癒。

❸傳染性單核球增多症：因感染EB病毒引起，常發生於經常親密接吻的年輕人，所以又稱「腺體熱」或「接吻熱」。主要症狀是扁桃腺腫大及膜樣化膿，軟顎有出血小紅點，甚至嚴重口咽潰瘍。此外，也會伴隨發燒、頸淋巴腺腫大、全身倦怠或肝脾腫大等症狀。整個病程可能維持數週，治療也以緩解不適的保守療法為主。

❹猩紅熱：是由A群溶血性鏈球菌引起的咽扁桃體炎，除可見扁桃體腫大、軟顎有小紅點，從舌尖、舌緣擴展到整個舌部的「草莓舌」是明顯症狀，且身體上半部還會出現典型紅疹。治療以抗生素青黴素為主。

❺**疱疹性口腔炎：**為單純疱疹性病毒感染，所以免疫力低下時，這病毒就會在嘴唇、嘴角形成水泡，然後破裂。這機轉就如同身體帶狀疱疹病毒造成皮蛇一般。

❻**白色念珠菌感染：**這種感染會在口腔黏膜中形成白色點狀感染，小朋友的鵝口瘡也是這種念珠菌所引起。通常會發生在免疫力低下時。治療時必須用抗黴菌藥來漱口或是局部塗抹。

❼**其他：**如梅毒、淋病，或是愛滋病感染造成的口腔潰瘍病變。

◆外傷造成

例如咬傷、摩擦、腐蝕性灼傷、燙傷、凍傷等，都會造成嘴破。

◆免疫性疾病

如大家熟知的復發性口腔潰瘍，可能是長期壓力、失眠、過度刺激食物、維生素C、B_1、B_6、葉酸、微量元素鋅缺乏所造成，發生部位不一定，經常一到兩週就能痊癒，不過，數週或是數月後，口腔其他地方又會發生潰瘍。另外，還有因自體免疫疾病造成的口腔潰瘍，例如貝歇氏（Behcet）症、扁平苔癬、休葛蘭氏症候群（又稱乾燥症）等，都可能造成口腔黏膜發炎、潰瘍、乾燥等不同症狀。

◆惡性腫瘤

也就是口腔癌。基本上抽菸、喝酒、吃檳榔或是尖銳假牙，都可能造成不會癒合的口腔潰瘍。如果你發現口腔潰瘍超過十天不會自行癒合時，應立即就醫，必要時一定要做切片檢查。另外研究也顯示，人類乳突病毒感染也可能造成口腔癌。

口腔潰瘍可先觀察再判斷

你有過口腔潰瘍嗎？如果有的話，想必很難忘記那種疼痛。口腔潰瘍最讓人受不了的就是說話痛、吃東西甚至喝水都痛。那麼到底該如何面對口腔潰瘍呢？不妨參考以下原則：

❶如果口腔黏膜出現破洞，可先自我觀察二至三天，並多喝水，不抽菸及喝酒，如有嚼食檳榔，應立即戒掉。

❷如果併發發燒、感冒、倦怠、上吐下瀉、皮膚起水泡等全身症狀，尤其是小朋友，應該立刻就醫。

❸如果是單一性潰瘍，觀察超過十天並無恢復跡象，也應該找耳鼻喉科或是口腔外科醫師做切片檢查。

❹如果長期口腔黏膜發炎、破洞、口乾，或是併發四肢關節腫痛、生殖器官黏膜疼痛，則可以先找過敏免疫風溼科醫師抽血檢查免疫因子，例如ANA、RF、C3、C4等等，以排除自體免疫疾病的可能性。

❺注意腸漏症的可能：許多口腔黏膜破損潰瘍的朋友，是對某些食物產生過敏或是不耐現象，很容易併發腸漏症。腸漏症主要是因消化道細胞之間粘連防禦的保護網弱化，產生空隙，導致我們吃進身體的食物大分子（尤其是蛋白質類）在沒有消化完全的情形下，進入血液或是淋巴液中。（關於「腸漏症」的詳細機制，可參考本人著作《過敏，不一定靠藥醫》）我建議患者可以透過檢測急性和慢性食物過敏原，找出潛在引起口腔潰瘍的過敏食物。

另外，我要提醒讀者，如果經常性嘴破，千萬不要長期使用電視或是廣播節目介紹的○○○藥，或是○○○藥粉等，否則非但延誤病情，也有可能造成慢性重金屬中毒。

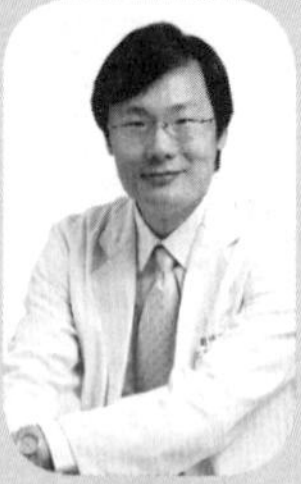

擊退復發性口腔潰瘍之自然營養療法處方箋

□生活處方

❶必須**戒菸、戒酒、戒檳榔**，否則口腔潰瘍不但不容易痊癒，還容易演變成口腔癌。

❷**多喝水**，每日二〇〇〇至二五〇〇毫升白開水。

❸**辛辣、燉補的食材應忌口**。

❹**喝咖啡及茶以不影響睡眠及發生心悸、手抖為原則**，以免加重交感神經亢奮，增加口腔潰瘍發生。

❺**不服用來路不明的偏方或是長期以藥粉噴口腔**。

❻**適度規律的運動**：每日曬些太陽，配合適度有氧運動，如快走、慢跑、騎自行車、游泳、跳舞、瑜伽、氣功等，來調節自律神經，促進免疫平衡，改善口腔潰瘍的機率。

❼**多吃天然的食物**，少吃有人工色素、含有防腐劑的罐頭和果汁，另外，煙燻燒烤類、過於辛辣、燉補、麻油、酒補等食物也盡量少碰。

❽**睡眠充足**：盡量晚上十點上床睡覺。晚餐七分飽，睡前三小時空腹，如此可增加深度睡眠腦波比例，促進生長激素以及退黑激素的分泌，舒緩腸道壓力，降低口腔潰瘍機率。

❾**舒緩壓力**：以音樂、藝術、旅遊、靜坐冥想等方式來進行舒壓，如此可以降低自律神經緊張。

❿**每日排便順暢**：便祕會增加腸內毒素及壞菌滲入體內，加重肝臟解毒負擔，易上火，故每日五至七份拳頭大的無過敏蔬果，配上補充益生菌可促進排便順暢，降低肝火，減少口腔潰瘍發生。

⓫**可做食物不耐檢查**，如有重度食物不耐，則該食物禁止兩個月後，再行少量單次食用，而中度

不耐的食物建議禁止一個月後，漸進少量單次食用。如果又出現口腔破洞、腹瀉、疲勞、頭痛等症狀，就應該將該食物食用間隔再拉長。

□營養醫學處方（治療劑量及搭配種類應依照患者的年齡、體重、臨床症狀、藥物治療內容而有所變化）

❶**甘草蘆薈麩醯胺酸粉**：每日一至三次，一次五公克，加水稀釋口含慢慢吞下。可支持口腔以及腸道細胞營養，提供黏膜上皮細胞修復的營養素，加速口腔潰瘍的癒合。

❷**維生素B群**：每日至少五毫克B_6、六〇〇微克葉酸、六微克B_{12}等，可促進口腔黏膜修復，幫助肝臟解毒。

❸**胺基酸螯合鋅**：每日二〇至四〇毫克的胺基酸螯合鋅，可調節免疫系統，幫助修復口腔傷口，降低口腔黏膜潰瘍發生。

❹**薑黃萃取物**：每日三〇〇至六〇〇毫克，薑黃素可以調降發炎NF-κB因子活化，減少口腔黏膜潰瘍產生。

❺**天然魚油（TG型式）**：每日一〇〇〇到二〇〇〇毫克天然魚油，分早晚服用，其EPA及DHA具有天然抗發炎、抗過敏的效果，可降低腸黏膜及口腔黏膜的發炎反應。

❻**機能性益生菌**：每日一〇〇到三〇〇億隻活菌數（Colony Forming Unit, CFU）益生菌，分一至三次服用，菌種越多，協同效果越好。益生菌可以調節腸道免疫系統（GALT），降低過敏反應的Th_2細胞激素，改善腸漏症，並協助肝臟排毒。

❼**乳薊草（牛奶薊）、朝鮮薊、甜菜、荷蘭芹**：含生物類黃酮以及多種微量元素，可增加抗氧化酵素GSH、SOD等活性，達到抗氧化、穩定肝細胞膜的作用。可以幫助維持肝臟解毒活性，降低全身毒素，避免慢性食物不耐引起之口腔潰瘍。

❽**維生素C**：每日一五〇〇毫克，可增加口腔黏膜抗氧化力，降低自由基對口腔黏膜細胞損傷。

你一定要知道 24

口腔出現白斑，一定會變成口腔癌嗎？

在談癌色變的今日，身體只要出現一點小症狀，都會讓人聯想到不好的事情。以頭頸癌來說，範圍包括口腔、鼻咽、口咽、下咽、喉部、唾液腺、鼻腔鼻竇、耳部、甲狀腺等。根據衛福部癌登資料顯示，二〇〇八年新發生頭頸癌患者有一〇一二九例，死亡人數三七一四例，其中跟抽菸、喝酒、吃檳榔有關的口腔癌、口咽癌、下咽癌最可怕，發生率及癌症死亡率為男性第四位，治療及照顧起來都相當辛苦。

前面我曾提到過的蔡先生，就是一名口腔癌患者。記得他來找我是因為舌頭上有一些不規則的厚白斑，最初將白斑以雷射手術切除後，病理報告是良性的，不過因為他有吃檳榔的習慣，加上工作關係常菸酒，為了他的身體著想，我勸他最好及早戒掉這些不良嗜好，否則有很高的機會變成口腔癌，可是他卻沒放在心上。

三年後蔡先生又來門診了，這次是因為右頰黏膜破了一個洞，有三個星期，當時我一看就覺得不妙，因為外觀看起來與一般良性的口腔潰瘍不同。果然切片證實是口腔癌，全身檢查後發現，他的頸部也有淋巴結腫大的情形。記得當我告訴他是口腔癌第二期時，他臉上充滿懊惱神情，只說了一句：「真是自作孽，劉醫師早就提醒了。」

劉醫師解惑

口腔紅白斑都可能是癌前病變

一般口腔病變很多，如果看到有白色斑塊，大多數都是白斑，更恐怖的其實是紅色斑塊，俗稱紅斑。但不論白斑或是紅斑，都應該要注意，因為都算是「癌前病變」。所謂癌前病變是指，雖然病理還未看到真的癌細胞，但是在顯微鏡放大之下，可以看到細胞已經有一些不穩定現象。

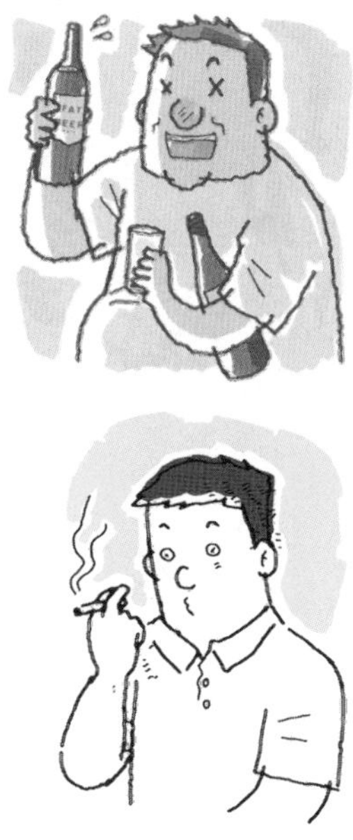

▲ 有抽菸、喝酒、嚼檳榔習慣者，易罹患口腔癌

專業醫學報告的說法是「細胞分化不良」，就好像不良青少年，如果不多關懷或是導正，未來很可能真的變成大尾流氓一樣。口腔白斑或是紅斑，轉變成癌細胞的機率說法不一，一般說來，白斑五年惡轉率約三%至一〇%，紅斑惡轉率約一〇%至二〇%。

一旦發現口腔黏膜有紅斑或是白斑的話，建議可先以雷射切除這些癌前病變，降低發生口腔癌機率。並請確實做到不抽菸、不酗酒、不嚼食檳榔等生活習慣，否則真的變成口腔癌就麻煩了。

抽菸、喝酒、嚼檳榔，罹癌機率大增

想過檳榔為何會造成口腔癌嗎？檳榔的組成包括檳榔青、荖葉、荖藤及石灰。而檳榔青內所含的多種檳榔植物鹼及荖葉內所含的酚皆具有促癌活性，荖藤所含的黃樟素也是致癌物，在嚼檳榔時，其粗纖維除了會造成口腔黏膜反覆機械性摩擦外，這些致癌物質更容易影響口腔黏膜細胞，造成白斑、紅斑、纖維化甚至演變成口腔癌。

有關菸酒檳榔與口腔癌的流行病學研究，最有名的是一九九五年高雄醫學院的報告，如果不菸、不酒、不嚼檳榔罹患口腔癌的機率是一的話，那麼光抽菸罹患口腔癌的機率是十八倍，光嚼檳榔罹患口腔癌的機率是二十八倍，嚼檳榔並抽菸罹患口腔癌的機率是八十九倍，嚼檳榔、抽菸、喝酒三樣都來的話，罹病率則大增至一百二十三倍，讓人不能不注意。

除了嚼檳榔、喝酒、抽菸外，假牙裝配不當或是蛀牙，經常摩擦口腔黏膜，也會造成口腔癌。一名八十歲阿媽的口腔癌就發生在尖銳假牙摩擦處。另外，人類乳突病毒（HPV）感染，也可能會造成口腔癌。

治療口腔癌最好盡快開刀

和其他癌症一樣，口腔癌共分成四期：

第一期：病灶小於二公分，無頸部淋巴結及全身轉移。

第二期：病灶大於二公分小於四公分，無頸部淋巴結或全身轉移。

第三期：病灶大於四公分或任何大小，且有單側（同側）一個小於或等於三公分的頸部淋巴結轉移。

第四期：腫瘤侵犯鄰近組織或任何大小之病灶有超過三公分之頸部淋巴結轉移，或有多個淋巴結轉移，或是有遠處轉移之病灶。

口腔癌的分期

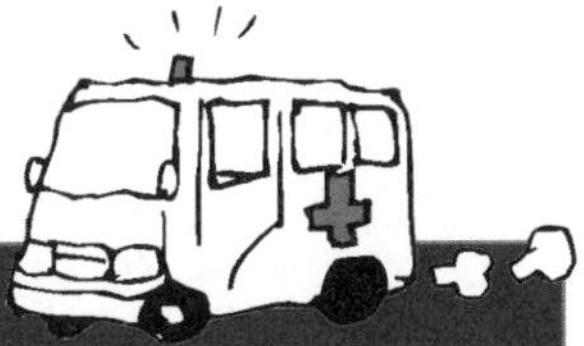

口腔癌分期	狀況
第一期	腫瘤最長徑＜或＝ 2 公分，且無頸部淋巴結轉移
第二期	腫瘤最長徑＞ 2 公分，但不超過 4 公分，且無頸部淋巴結或全身轉移
第三期	腫瘤最長徑＞ 4 公分，或已轉移到同側頸部一個淋巴結，此淋巴結最長徑不超過 3 公分
第四期	有任何一種情形： ❶ 腫瘤侵犯鄰近組織 ❷ 有超過 3 公分的頸部淋巴結轉移 ❸ 已發生遠處轉移

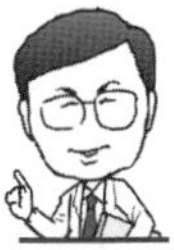

劉醫師小講堂

利用口腔癌篩檢及早發現

國民健康署補助三十歲以上嚼檳榔（含已戒檳榔）或吸菸民眾、十八至未滿三十歲嚼檳榔（含已戒檳榔）之原住民，每兩年一次口腔黏膜檢查，以期早期發現早期治療，進而降低癌症的發生和死亡。民眾可持健保卡（十八至未滿三十歲原住民請多備戶口名簿）至健保特約耳鼻喉科、牙科之醫療院所檢查，相關篩檢資訊可以洽當地衛生局（所）、健康服務中心或至國民健康署網站（http://www.hpa.gov.tw/）查詢。

口腔癌篩檢步驟如下：

問診：詢問是否有吸菸、喝酒及嚼檳榔的習慣，家族中是否有人罹患口腔癌。

視診：視診過程並不會造成受檢者不適，醫師除會仔細檢查口腔外，還會注意顏面及頸部之對稱性，檢查有無黏膜顏色的改變或外觀的不平滑，並記錄張口程度大小。

觸診：醫師會用手指觸壓，確定有無腫脹、表面粗糙或硬塊，觀察病變的硬度、可動性、壓痛與否、是否容易出血等。

切片：懷疑有問題的區域，會安排組織切片檢查並送病理報告，最終確診必須等待一週。

癌症分期不但可以提供醫師治療的準則，也可以了解預後如何。一般說來，口腔癌第一、二期的五年存活率，一般高於六〇%以上，如果是第三、四期口腔癌，那五年存活率就低於五〇及三〇%以下。

口腔癌治療原則是能盡快切除就盡快開刀，而且頸部的淋巴組織因為容易受波及，所以只要懷疑有頸部轉移，就應該連脖子的淋巴組織一併切除。不過口腔癌手術後，臉部外觀可能會被破壞，導致很多癌友拖延開刀及就醫。另外，化療以及放射治療也是治療選項，至於何時治療以及治療劑量和時程就因人而異，必須與醫師密切配合。

記得門診中有名五十多歲的范先生，他來門診時已被診斷是第四期口腔癌，腫瘤不但占據舌頭以及咽喉區，甚至壓迫脖子頸動脈。因發現得較晚，無法開刀，只好接受同步化療以及放射線治療（CCRT）。

接受放射治療及化學治療會產生不同程度的副作用，包括口腔黏膜炎、無食慾、噁心、嘔吐、腹瀉、嚴重咽喉痛、白血球下降、體重減輕、感染等，所以我強力建議他除了接受化療及放療之外，更要注意身體的營養，請他使用天然魚油（TG型式）、各種蕈菇類多醣體、硒酵母、抗氧化劑Q_{10}、胺基酸蛋白質粉、蘆薈甘草麩醯胺酸粉、白藜蘆醇植化素等營養醫學配方，以提供足夠的抗癌營養成分及熱量，不僅可改善惡病質及增強免疫力，更能輔助治療成效。結果范先生在配合腫瘤科醫師治療和我的營養醫學輔助療法後，儘管接受放化療，卻不像大多數患者體重下降了五至一〇%，只減輕二公斤而已，讓人感到相當神奇。

口腔癌患者之自然營養療法處方箋

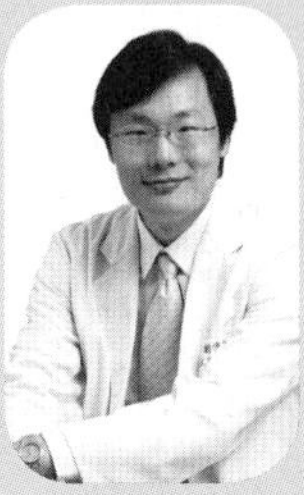

□ 生活處方

❶建議一定要**請教營養師**，肉類盡量以白肉為主，如去皮雞胸肉搭配不同深海魚肉，蔬果因含有許多不同的抗癌植物化素（phytochemical），要多食用，唯須注意應以大量清水沖洗殘存農藥，如果能購買到有機蔬果最好。而化放療時，因患者白血球可能過低，以及口腔可能嚴重潰瘍破洞，不可生食。

❷有ABC習慣者（A表alcohol喝酒、B表betel nut檳榔、C表cigarette抽菸）**必須戒菸、戒酒、戒檳榔**，否則治療後復發率較高。

❸**每日請量體重**，體重若減少五%，則治療效果及預後都會下降，且併發症也會增加。

❹**積極配合醫師治療以及追蹤檢查**，如果平時有不明原因口腔潰瘍、頸部硬塊、吞嚥困難、骨頭痠痛、吞嚥疼痛、頭痛、咳血、體重持續下降，應立即回診檢查。

❺千萬**不要服用來路不明的抗癌偏方**。

❻**早睡，多休息**，降低工作負荷，做有興趣的嗜好，幫助舒壓。

❼**持續輕度運動**，快走、騎自行車、氣功、甩手、太極拳、八段錦、土風舞或社交舞等，每日早晚各二十至三十分鐘，能幫助降低壓力，增加白血球自然殺手細胞活性，降低癌症復發。

❽口腔癌患者手術後有時會影響顏面外觀、說話、吞嚥功能，本身應多聽演講，**參與癌友會或是宗教團體**，努力走出社會，藉由互相幫助及扶持，重建自我信心。

□ 營養醫學處方（治療劑量及搭配種類應依照患者的年齡、體重、臨床症狀、藥物治療內容而有所變化）

❶ **甘草蘆薈麩醯胺酸粉：**化放療期間每日一〇至三〇公克，研究發現，左旋麩醯胺酸粉可以保護消化道及口腔黏膜，並促使破損黏膜迅速恢復。

❷ **硒酵母：**每日二〇〇至六〇〇微克硒酵母，硒（selenium）為抗氧化酵素麩胱甘肽過氧化酶（Glutathione Peroxidase, GPx）的重要構成微量元素。對於可能已形成的癌細胞，硒可經由硫氧化還原酶（Thioredoxin Reductase, TR）以及抑制環氧化酶-2（Cyclooxygenase-2, COX-2），來抑制癌細胞生成發炎與促使癌細胞凋亡。

❸ **天然魚油（TG 型式）：**每日二〇〇〇至四〇〇〇毫克天然魚油，其 EPA 及 DHA 具有天然抗發炎、抗腫瘤的效果，可降低腫瘤轉移機會，促進癌細胞凋亡，維持體重、肌肉質量及肌肉品質。

❹ **蕈菇類萃取物：**由有益菇蕈類如靈芝、冬蟲夏草、猴頭菇等菌絲組成，含有豐富多醣體、三萜類和微量有機元素如有機鍺（Organic Germanium），所產生的多醣體具有調節免疫的功能，每日三〇〇至一〇〇〇毫克有機鍺，能誘導干擾素，干擾素又活化了自然殺手細胞和巨噬細胞，輔助殺死癌細胞，增強免疫能力和抗癌作用；另外鍺也具有高度抗氧化作用，可以有效抵抗自由基，避免細胞 DNA 被破壞，導致癌細胞生成。

❺ **輔酵素 Q_{10}：**每日九〇至三〇〇毫克，加強抗氧化力，降低身體因化療及放療造成的氧化壓力，並且減少腫瘤血管新生，減少轉移機會。

❻ **白藜蘆醇植化素：**每日二至三匙白藜蘆醇植化素萃取粉，可以增加口腔癌對放射治療的敏感性，促進癌幹細胞的凋亡。

❼ **維生素 B 群（包含 B_1、B_2、B_3、B_6、B_{12} 及葉酸）：**

每日至少六毫克 B_1、六・五毫克 B_2、七〇毫克菸鹼醯胺（B_3）、七・五毫克 B_6、九〇〇微克葉酸、九微克 B_{12} 等，可提供癌症患者於手術、化療、放射治療後肝臟解毒反應所有輔助因子，幫助身體造血、神經保護、能量產生之反應。

❽ **機能性益生菌：**每日一〇〇至三〇〇億隻益生菌，強化腸道菌相，調節免疫系統。

❾ **維生素C：**每日一〇〇〇至二〇〇〇毫克，可增加口腔黏膜的抗氧化力，降低自由基對口腔黏膜細胞的損傷，刺激唾液腺的分泌。

❿ **薑黃萃取物：**每日三〇〇至六〇〇毫克，薑黃素可以調降發炎 NF-κB 因子活化，減少全身性發炎反應，並具有促進癌細胞凋亡作用。

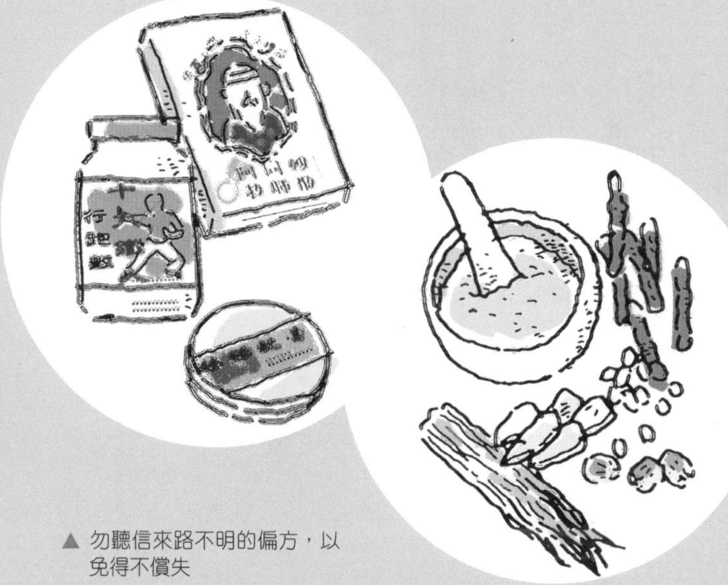

▲ 勿聽信來路不明的偏方，以免得不償失

你一定要知道 25

為何天天刷牙還會口臭？

多年前，一名年約二十五歲的蔡小姐掛我的耳鼻喉科門診，長相清秀的她靦腆的坐了下來。我看了看她填寫的病歷資料，發現上頭一片空白，正在納悶她到底是什麼問題時，只見蔡小姐拿了筆在桌上白紙寫下「我有口臭」四個字，才了解，她因為口臭問題，連男朋友都不敢交，擔心異性朋友會嫌棄她。

還有一位讓我印象深刻的張女士。她來看診時，全身散發出濃郁的香水味。她表示：「三年多前我開始出現口腔異味，連我的女兒都忍不住抱怨。於是我避開所有會產生味道的食物，像是大蒜、洋蔥、韭菜等。為了它，老公都笑我是吃到了餿水，令我相當困擾。」的確，許

多患者時常因為口臭的問題來找醫師，但到底為什麼會口臭呢？

劉醫師解惑

查口臭原因，請看這裡！

想克服口臭問題，首先就必須了解口臭的原因是什麼？一般可以分成以下幾個因素：

- **牙齒因素：**蛀牙、牙結石、牙周病、牙齦炎。
- **鼻腔咽喉因素：**鼻竇炎、鼻過敏、鼻塞、萎縮性鼻炎、張口呼吸、打呼、睡眠呼吸終止症、鼻咽腺樣體肥大、口腔潰瘍、口腔念珠

菌感染、扁桃腺發炎、扁桃腺結石。

- **胃腸問題：**胃酸逆流、消化性潰瘍、胃消化不良。
- **飲食：**大蒜、韭菜、洋蔥等含硫食物，產生大量胺基酸的高蛋白食物、牛奶及乳製品，甜食、含糖飲料、咖啡等酸性飲料，甚至不吃早餐也容易口臭。
- **抽菸**、**酗酒**及**嚼食檳榔**。
- **藥物：**阿斯匹靈、抗憂鬱劑、抗組織胺、利尿劑等，會使唾液減少，增加口腔壞菌。
- **內科疾病：**糖尿病、腎臟疾病、肝臟疾病、乾燥症、慢性阻塞性肺病等。
- **感染：**包括細菌性、病毒性之上呼吸道感染、支氣管炎、肺炎。
- **頭頸癌治療後：**鼻咽癌、口腔癌或是其他鼻腔咽喉癌，經過放射線治療、化學治療後，造成口水分泌減少、鼻腔鼻竇或是鼻咽腔結痂，也會造成嚴重口臭。
- **中風後：**可能因為中風之後吞嚥困難，插鼻胃管，口腔照護不佳。
- **其他不明原因或心理因素。**

刷牙刷對了，可減少口臭

至於早晨起床後口腔容易有異味，是因為附著在舌頭上的細菌，因為夜間口水分泌減少而大量繁殖，造成口臭。之前美國微生物醫學期刊也發表，造成胃潰瘍原凶的幽門螺旋桿菌，也可能寄居在口腔內造成口臭。

很多人問我，因為口臭這樣的小問題來找醫生，會不會被醫師笑啊？其實不會。不過，就醫前，一定要先問自己是否做好基本「功課」，例如：刷牙刷對了嗎？有沒有用牙線的習慣？

記得一名男患者因為嚴重口臭被女生嫌，就算使用漱口水也沒效，為了解決口臭，他來到我門診，結果當他一張口，我就找到原因了。原來他的牙縫裡有許多食物殘渣。經問診後，才知道他從早上起床刷牙後，直到晚上睡前才刷第二次牙。這樣的刷牙習慣是不對的，應該是三餐飯後就要刷牙，可以的話，一天使用牙線清理牙縫一至二次。經我提醒後，他的口臭問題就輕而易舉解決了。

不同口臭，反應身體不同疾病

不過先前案例中提到的張女士情況就不一樣了，看診時，她說牙科醫師已檢查過，不但牙齒沒問題，連牙周病、牙齦炎、口腔潰瘍都沒有。而且她每天刷三次牙，也使用牙線清潔牙縫，甚至還會用牙刷輕刷舌頭，連牙醫師推薦的漱口水都有使用。她也找過腸胃科醫師，照過胃鏡，腸胃科醫師認為口臭應該不是他們的問題，所以她只好來找我了。

從事耳鼻喉科診療二十多年了，每個病人都得張口讓我檢查他們的咽喉、口腔及鼻腔。聞病人口腔的味道，也是躲不掉的工作。記得還是學生時，一位內科老師告訴我們，「望聞問切」是理學檢查重要的過程，其中聞的功夫千萬不要輕忽，因為不同口臭可能代表不同的身體狀況，雖說準確度不見得高，但還是可以參考。

例如糖尿病會造成口乾，容易發生酮酸中毒，嘴巴會散發腐爛的水果味；若肝功能衰竭、肝硬化，就會有一種類似臭雞蛋味；腎衰竭的洗腎患者容易有尿騷味或魚腥味；而慢性鼻竇炎、扁桃腺發炎，會形成類似乾酪發酸的氣味；另外，維生素及礦物質缺乏，有時會使口腔黏膜發炎滋生細菌，有股酸味；消化不良、腸胃蠕動不好、打嗝、胃酸逆流，也會有特殊酸臭味。

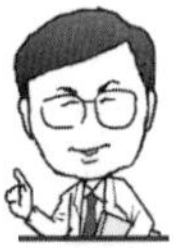

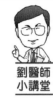

劉醫師小講堂

漱口水不能長期使用

雖說漱口水含有 chlorhexidine 成分，在一定的PH值及酒精濃度之下，可以有效控制牙菌斑的生長及降低牙齦炎的發生率，但是澳洲墨爾本大學研究指出，漱口水中的酒精成分乙醇，會讓致癌物更容易進入口腔組織。

英國格拉斯哥大學在二〇一四年也發表一份漱口水的研究，指出一天使用三次以上漱口水，罹患口腔癌和咽喉癌的機率恐會上升。

而且長期使用漱口水還有其他壞處，包括可能會抑制口腔好菌生長、影響味覺、使牙齒染色，還有增加牙結石發生機率，所以千萬不要過度依賴漱口水。

念珠菌感染也是元凶之一

在我檢查過張女士，並告訴她耳鼻喉方面也沒問題時，她的表情顯得相當失望。最後我安排她進行一滴活血及乾血檢查（有興趣者，可以參考本人著作《疾病，不一定靠「藥」醫》），才發現她血液中有許多念珠菌及一些肝壓力線。以功能醫學來說，這是常見的慢性念珠菌（candida）感染。

念珠菌感染常發生在免疫力低落的人身上，像是長期服用類固醇、免疫調節劑、抗排斥藥物，控制欠佳的糖尿病患者，或愛滋病患者等。我們有時可在患者口腔黏膜或是皮膚上看到念珠菌感染的白色或是紅色斑塊。但是慢性念珠菌感染並無典型症狀，所以常被忽略。

如果你有以下情形，其實應高度懷疑是否感染慢性念珠菌，例如：嗜吃甜食、愛吃麵包或是蛋糕、酗酒、時常服用抗生素、女性陰道時常發炎或是時常有白帶困擾、男性有攝護腺炎或是其他泌尿系統感染、服用類固醇超過二週、有香港腳或是其他體癬、有灰指甲、服用避孕藥超過六個月等。

經過我再次確認，張女士表示她愛吃甜食、麵包、蛋糕，而且確實有婦科感染的困擾，才終於查出她口臭的原因。於是我囑咐她先不要吃含糖過多的食物或是點心，並開了一些營養處方給她。

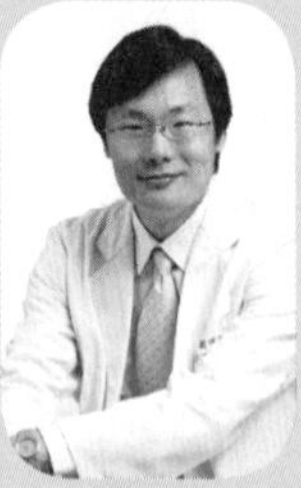

擊退口臭之自然營養療法處方箋

□生活處方

❶請**戒掉菸**、**酒**、**檳榔**，牛奶、乳製品、臭豆腐、豆腐乳請不要食用，咖啡、泡菜、韭菜、洋蔥、大蒜等食品，請酌情少量食用。

❷**無糖綠茶可以幫助消除口臭**，如無身體不適，建議每日飲用。

❸**適度規律的運動**：每日曬些太陽，進行規律的有氧運動，如球類、快走、慢跑、騎自行車、游泳、瑜伽、氣功等。可以調節自律神經，改善口腔唾液腺分泌狀況，降低口腔壞菌過度生長。

❹**不喝冷飲以及過甜食品**：市售罐裝飲料、冷飲等，糖分高易使口腔及胃腸壞菌滋生，產生異味。

❺**注意口腔衛生**：三餐飯後刷牙，每日以牙線清理牙縫，至少半年找牙醫師洗牙並檢查牙周組織。

❻**睡眠充足**：盡量晚上十點上床睡覺，如此促進肝臟修復，幫助解毒，降低肝火。

❼如因**鼻病引起口臭**，請每日**早晚以生理食鹽水做輕度鼻腔沖洗**，可降低鼻腔細菌量以及過敏原量，改善鼻源性口臭。

❽**每日排便順暢**：便祕會增加腸內毒素及壞菌，增加肝臟解毒壓力，故每日二〇〇〇毫升的白開水，加上一天五至七份拳頭大的蔬果，配上益生菌的補充，可促進每日排便順暢，降低口臭危機。

❾**胃酸逆流患者**，如果體重過胖，應擬定減重計畫，腰帶不可太緊，睡覺時枕頭調高三十度，晚餐請吃七分飽，且睡前三小時請勿進食。

□營養醫學處方（治療劑量及搭配種類應依照患者的年齡、體重、臨床症狀、藥物治療內容而有所變化）

❶**機能性益生菌**：每日一〇〇至五〇〇億隻活菌數（Colony Forming Unit, CFU）益生菌，分一至三次服用，菌種越多，協同抗敏效果越好。益生菌可以抑制口腔、牙周組織、胃腸之壞菌（如幽門螺旋桿菌），降低細菌代謝產生之異味。

❷**B群維生素**：每日至少七・五毫克B_6、九〇〇微克葉酸、九微克B_{12}等，可協助肝臟解毒反應，幫助新陳代謝，降低口腔黏膜發炎以及異味。

❸**乳薊草（牛奶薊）、朝鮮薊、甜菜、荷蘭芹**：皆為護肝營養素，除可增進肝功能修復外，也可幫助肝臟解毒力復原，促進身體內毒素的分解代謝，降低肝源性之口腔異味。

❹**甘草蘆薈麩醯胺酸粉**：每日麩醯胺酸粉一〇公克，可改善口腔以及腸道健康，降低腸漏症，改善胃食道逆流，減少肝臟解毒壓力，減少口臭。

❺**天然魚油（TG型式）**：每日一〇〇〇至二〇〇〇毫克天然魚油，分早晚服用，其EPA及DHA具有天然抗發炎的效果，可降低口腔黏膜以及牙周黏膜的發炎，改善口臭。

❻**輔酵素Q_{10}**：每日九〇至一二〇毫克，可加強抗氧化力，降低牙周組織氧化壓力，改善牙周病，減少齒源性口臭。

你一定要知道 26

為什麼嘴巴會乾乾的？

我在門診時經常碰到嘴巴乾燥的患者，其中以女士最多。像五十歲的張女士就在友人的介紹下，來到我的門診。她一到門診就開口說：「劉醫師，我實在是口乾到受不了，到底該怎麼辦才好？」

原來兩年前，她就發現嘴巴經常乾乾的，一開始不以為意，認為只要多喝水就好了，可是慢慢發現連眼睛也經常乾乾癢癢，找眼科醫師也只能開些人工淚液，說是乾眼症。其他的耳鼻喉科也做過檢查，就連咽喉軟式纖維內視鏡都做過了，有的醫師說是慢性咽喉炎，有的醫師說是胃酸食道逆流，甚至也有說她是更年期症候群。可是她雖然月經來的次數越來越少，卻沒典型臉潮紅、怕熱等症狀。

為了找出她口乾原因，我立刻為她安排抽血檢測休葛蘭氏抗體（Anti-SSA, Anti-SSB），果然發現 Anti-SSA 呈現陽性反應，於是轉介給免疫風溼科的醫師。經過免疫風溼科醫師的一系列檢查，確定她是乾燥症的患者。

劉醫師解惑

乾燥症和自體免疫錯亂有關係

到底什麼是乾燥症呢？醫學上正式名稱是休葛蘭氏症候群（Sjogren's Syndrome），是全身性的免疾風溼疾病。最早是由一九三三年瑞典眼科醫師休葛蘭所提出，根據統計，光是美

乾燥症會有哪些症狀？

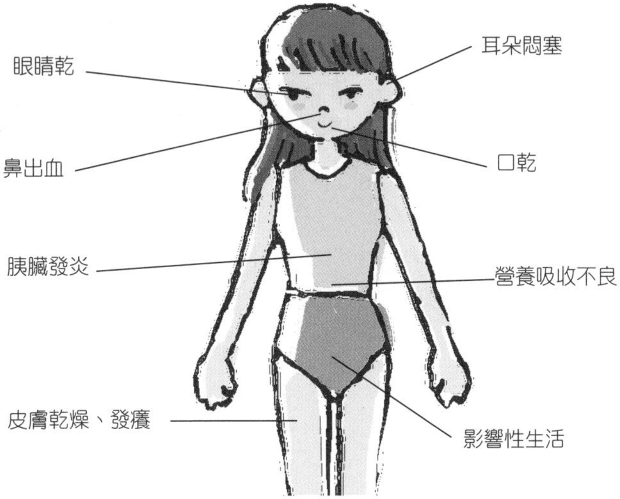

國就有將近四百多萬人罹患這種俗稱乾燥症的休葛蘭氏症候群。發現的年齡大多在四十五至五十五歲中間，女性病患為男性的十倍以上。

在確診前，大多患者都已飽受乾燥症困擾多年。警覺性高的醫生會為患者抽血，做一些特殊檢驗，包括發炎指數，以及一些自體抗體的血清學檢查。此外，醫生還會安排患者到眼科做淚腺的分泌測驗，看看是不是淚液分泌減少，還會安排患者到核子醫學科進行唾液腺的核子醫學掃描，以判斷唾液腺的功能是否降低。為了確診，甚至還會在患者下嘴唇內側取出一些小唾液腺組織來幫助診斷。

乾燥症和其他自體免疫疾病一樣，是因為全身免疫系統出了問題，身體產生對抗自己的抗體，攻擊我們的唾液腺以及淚腺，才導致口乾及眼睛乾燥。

除了眼睛及口腔乾燥外，乾燥症患者還會有其他症狀，譬如鼻腔乾燥，甚至造成鼻出血；

耳咽管乾燥，以致於耳朵常會悶塞；陰道乾燥，影響患者的性生活品質。其他如皮膚乾燥、發癢，或是胃黏膜受損造成營養吸收不良，以及胰臟發炎等等。

為了醫治乾燥症，張女士的免疫風溼科醫師開給她的藥物，叫舒樂津（pilocarpine, 商品名salagen），這是一種用來促進唾液分泌的藥物，並給她治療休葛蘭疾病的抗風溼性藥物（也稱為DMARD），這些藥物要使用一至二個月以上才會逐漸產生效果，嚴重的患者，還要先以口服類固醇，或是其他免疫抑制劑來降低自體免疫的嚴重程度。至於眼科醫師，則會給人工淚液來改善乾眼的症狀，如果鼻子也會乾燥的話，可以使用凡士林藥膏或是一些無刺激性的眼藥膏塗抹在外鼻孔。

使用靈芝要小心免疫機能更混亂

聽到要服用類固醇，很多人都會覺得緊張，因為類固醇副作用大，包括水腫、月亮臉、水牛背、骨質疏鬆、肌無力、血糖上升、胃刺激、股骨頭壞死等，不過若只是短期服用三至四週，應無大礙，超過三個月以上，恐怕就會有副作用了。由於乾燥症牽連的不光是口腔或眼睛，還會造成全身器官組織長期慢性發炎，在健保局的認定中是屬於重大疾病的一種，因此到底要使用多久的類固醇，就得和主治醫師好好商量了。

前面說過，乾燥症屬於自體免疫疾病，如果想要藉由補充營養來減少服用類固醇等藥物的用量，需要特別注意。像靈芝、巴西蘑菇、冬蟲夏草、牛樟芝或菇類等萃取物雖可以調節免疫力，但也可能導致患者免疫機能更混亂，因此在使用多醣體來調養自體免疫疾病的時候，須嚴密監控。

經過溝通，我請張女士服用甘草蘆薈麩醯胺酸粉、口含維生素C、天然大豆異黃酮、薑黃粉等營養素，經過三個月調養，她口乾症狀改善七八成，而且類固醇也不用吃了。

生津潤喉之自然營養療法處方箋

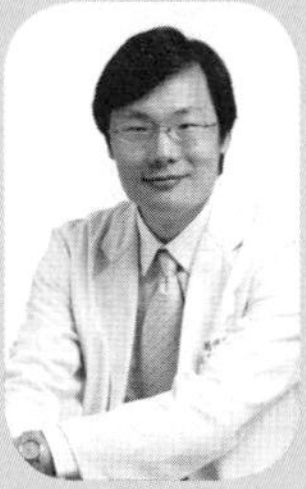

□生活處方

❶必須**戒菸**、**戒酒**、**戒檳榔**。

❷**多喝純水**，每日二〇〇〇至二五〇〇毫升的水。

❸**辛辣**、**咖啡宜避免**，**但每日可以喝些淡綠茶**，其茶多酚以及綠茶素可以降低口腔氧化壓力，改善唾液腺的發炎，但仍應喝白開水，以補充利尿後水分的不足。

❹**每日咀嚼枸杞子**，因為其性味甘平，可滋補肝腎、益精明目、安神生津，可緩解口乾症。

❺**每日以稀釋檸檬汁口含三次**，一次二十至三十秒，刺激唾液腺分泌口水，之後以白開水漱口，以避免牙齒琺琅質酸蝕。

❻**適度規律的運動**：每日曬些太陽，配合適度有氧運動，如快走、慢跑、騎自行車、游泳、跳舞、瑜伽、氣功等為主。可以調節自律神經，促進免疫平衡，改善口乾症。

❼**睡眠充足**：盡量晚上十點上床睡覺，促進自我生長激素以及退黑激素的分泌，舒緩腸道壓力，降低口乾症。

❽**舒緩壓力**：以音樂、藝術、旅遊、文藝欣賞、靜坐冥想等方式來進行舒壓，降低自律神經緊張。

□ 營養醫學處方（治療劑量及搭配種類應依照患者的年齡、體重、臨床症狀、藥物治療內容而有所變化）

❶ **甘草蘆薈麩醯胺酸粉：**每日一至三次，一次五公克，以加水稀釋口含慢慢吞下。可支持口腔以及腸道細胞營養，提供黏膜上皮細胞修復的營養素，修復口腔乾燥帶來的不適。

❷ **維生素C：**每餐後口含維生素C五〇〇毫克，可增加口腔黏膜的抗氧化力，降低自由基對口腔黏膜細胞的損傷，刺激唾液腺的分泌，但是口含後必須漱口。

❸ **天然魚油（TG型式）：**每日一〇〇〇至二〇〇〇毫克天然魚油，分早晚服用，其EPA及DHA具有天然抗發炎、抗過敏的效果，可降低唾液腺的發炎反應，改善口乾。

❹ **琉璃苣油：**每日二四〇至四八〇毫克，其內含的γ-次亞麻油酸（GLA）是抗發炎、調解免疫之重要營養素。

❺ **維生素B群（包含B_1、B_2、B_3、B_6、B_{12}及葉酸）：**每日至少六毫克B_1、六・五毫克B_2、七五毫克菸鹼醯胺（B_3）、七・五毫克B_6、九〇〇微克葉酸、九微克B_{12}等，可提供口乾患者新陳代謝所需的輔酵素營養素。

❻ **胺基酸螯合鋅：**每日二〇至四〇毫克的胺基酸螯合鋅，可調節免疫系統，改善口乾症。

❼ **薑黃萃取物：**每日三〇〇至六〇〇毫克薑黃素，可以調降發炎NF-κB因子活化，減少全身性發炎反應。

❽ **機能性益生菌：**每日一〇〇至三〇〇億隻活菌數（Colony Forming Unit, CFU）益生菌，分一至三次服用，菌種越多，協同效果越好。益生菌可以調節腸道免疫系統（GALT），降低過敏反應的Th_2細胞激素，改善腸漏症，並協助肝臟排毒。

❾ **天然蕈菇類免疫調節多糖體：**由有益菇蕈類如靈芝、冬蟲夏草、猴頭菇等菌絲所產生的多醣體，具有調節免疫的功能，但是劑量及使用方法需在營養醫學專業醫師調整下，才能達到較安全的效果。

❿ **大豆異黃酮：**可緩解更年期症狀，降低更年期引起的口乾症狀。

5

有話難說，喉嚨卡住真難受

我們說話唱歌，都得靠喉嚨；空氣要到氣管，食物要到食道，也得經過喉嚨。喉嚨可以說是人類生命的重要「關口」，不但關係我們的免疫力，萬一長了腫瘤，因為不容易發現，也很容易延誤治療。

因此，千萬別輕忽聲音沙啞、有口難言這些症狀，盡快求醫才是上策。

你一定要知道 27

孩子「臭乳呆」要剪舌繫帶嗎？

門診時，經常會遇到家長帶孩子來檢查是否說話異常，很多時候都是家長或老師發現小朋友咬字不清楚，希望醫生能進一步檢查。我甚至還遇到過長輩堅持「臭乳呆」的孫子一定要剪舌根（舌繫帶），說剪了才不會「臭乳呆」，講話也就清楚了。不過，年輕一點的家長們難免會疑惑：「臭乳呆」就一定要剪舌繫帶嗎？

在台灣，有關學齡兒童語言發展障礙的研究，最早是由台北榮民總醫院張斌教授於一九七六年，針對北市國小一年級新生學童所做的統計，當時發現九・六%的學齡兒童語言發展異常。我自己也曾在一九九九年，針對台中市某國小一年級新生三九五人做檢查，發現其中口齒不清、語言障礙者共二十八人，約七%，其中構音異常者占最多數，其次是語言發展遲緩以及口吃。

先弄清楚孩子是否有語言障礙

想要了解為什麼孩子無法把話說清楚，應該先了解「語言」是怎麼一回事。構成人類的「語言」共包含三大要素：內容、形式及使用。根據教育部印行的「語言障礙學生鑑定及就學輔導規劃之研究報告」定義來看，所謂的語言障礙是指：當個人的語言理解能力或表達能力與同齡兒童相較，有顯著偏異而造成溝通問題者，通稱為語言障礙。

語言障礙分成許多類型，大致可分為以下幾點：

❶**構音異常**：構音異常是學齡前兒童最常見的語言障礙，在這我舉幾個簡單的例子給家長參考：

- **替代音**：「兔子」（ㄊㄨˋ ˙ㄗ）說成「褲子」（ㄎㄨˋ ˙ㄗ）、「阿公」（ㄚ ㄍㄨㄥ）說成「阿東」（ㄚ ㄉㄨㄥ）」、「學校」（ㄒㄩㄝˊ ㄒㄧㄠˋ）說成「學叫」（ㄒㄩㄝˊ ㄐㄧㄠˋ）等。
- **省略音**：「太陽」（ㄊㄞˋ ㄧㄤˊ）」說成「太牙」（ㄊㄞˋ ㄧㄚˊ）、「謝謝」（ㄒㄧㄝˋ ㄒㄧㄝˋ）說成「葉葉」（ㄧㄝˋ ㄧㄝˋ）。
- **贅加音**：「吃飯」（ㄔ ㄈㄢˋ）念成（ㄔㄨ ㄈㄢˋ）、「老師」（ㄌㄠˇ ㄕ）」變成「老輸」（ㄌㄠˇ ㄕㄨ）。
- **歪曲音**：語言完全歪曲，以至於無法辨認，常發生在聽障兒、唇顎裂或是腦性麻痺兒身上，例如「飛機」說成「理由」。

❷**聲音異常**：說話的音質、音量、音調、共鳴與個人的性別或年齡不相稱，例如說話沙啞，或是說話音量過大。

❸**語暢異常**：說話會非自主重複、延長、中斷、首語難發、急促不清的現象，一般常見的口吃就是語暢異常。

❹**語言發展異常**：包括語言發展遲緩以及失語症。依照林寶貴教授在「語言障礙兒童輔導手冊」中的定義，語言發展遲緩為：「語言的語意、語法、語用、語形、語彙之發展，在理解與表達方面，較同齡者有明顯偏差或遲緩現象」。而失語症則是因為腦傷、腦部感染、缺氧後造成語言辨識障礙或是說話困難現象。

❺**多重性語言異常**：只要是語言障礙，都應評

估有沒有合併其他器官功能失調，如腦性麻痺、聽障、智障、唇顎裂、自閉症、學習障礙等。

劉醫師解惑

構音異常只是語言障礙其中一種

如果小朋友有咬字或是說話不清的狀況時，醫師會先評估有無聽力異常的情形，如果聽力有問題，最早在滿六個月大時就應配戴助聽器；若是有中耳積水、中外耳結構異常，也應該盡快治療，否則會錯過音聲刺激腦部語言中樞發展的黃金期，導致構音異常。另外，像是唇顎裂、牙齒咬合不良、舌頭運動不良等，都會產生構音異常。

在回答「臭乳呆」是否一定要剪舌繫帶的問題之前，我們先了解舌繫帶和說話的關係。

舌繫帶是連接舌頭下面與口腔底部的一片薄膜，功用是協助穩定舌頭的運動。舌繫帶異常的情況有兩種，包括薄卻稍短的舌繫帶，也就是一般臨床所稱的「舌繫帶過短」，另外就是舌下黏連，此時舌頭完全固定在口腔底部，無法捲舌或伸舌，而影響發音。

一般來說，如果舌尖能伸到上下唇之間，應該就不用進行舌繫帶手術。假使患者真的舌繫帶過短，需要手術，有的醫師會在門診直接剪開患者舌繫帶，或是在全身麻醉下安排舌繫帶整型手術。我個人偏好後者，因為可以將舌繫帶縫合完整，避免再發生黏連，而真正手術時間約只有五分鐘左右，可說是相當快速。

不過臨床上因為構音異常而需要接受舌繫帶手術的孩童其實不到五%，很多語言障礙的患者，都可以經由語言治療改善。所以很多原本堅持要幫孩子或孫子剪舌繫帶的阿公阿嬤，

認識舌繫帶手術

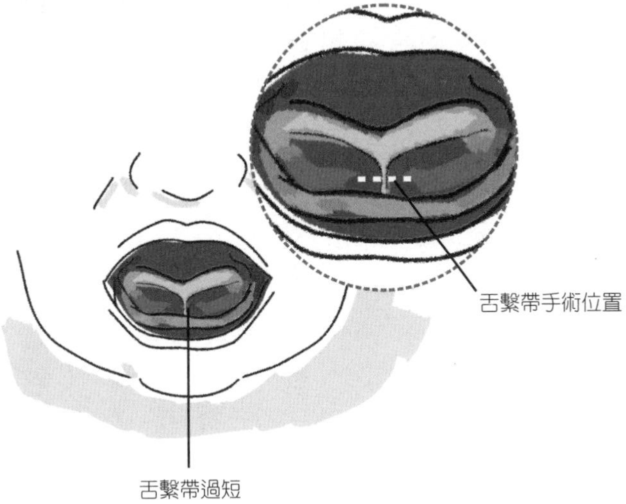

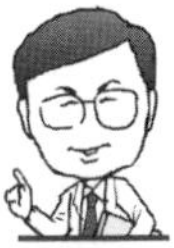

劉醫師小講堂

跟語言治療師做朋友

一般醫院復健醫學科或是耳鼻喉科，都會配置語言治療師。語言治療師的工作相當專業，舉凡小兒構音異常、語言發展遲緩、口吃、嗓音復建、吞嚥復建、咽喉切除術後食道語復健等等，都是他們的工作範圍。特別是小兒語言障礙問題，一般轉介給語言治療師之後，他們會依照其語言障礙分類、兒童年齡不同，為孩子進行語言復健。

我們時常看到許多小朋友從二至三歲開始就接受輔導，最後咬字及發音進步神速，不但重建信心，也深獲家長的信賴。所以當家中寶貝有咬字不清的問題時，先找語言治療師準沒錯。

大多會被我說服，先帶孩子進行語言治療評估。

兩歲孩子說不出詞彙就應該看醫生

至於小朋友出現哪些情況時，應該找耳鼻喉科醫師仔細檢查呢？我要引用鐘玉梅語言治療師在「聽覺障礙的語言治療」中所提的幾點給各位參考：

- 嬰兒時期太過安靜，或對大的聲音缺乏反應。
- 至兩歲仍無任何語彙出現。
- 至三歲仍無任何句子出現。
- 三歲以後，說話大部分仍含糊不清、難以理解。
- 五歲以後，說話句子仍有明顯錯誤。
- 五歲以後，說話句子仍有許多不正常節律、速度、語調。
- 五歲以後，說話語言仍帶有許多省略、替代、歪曲現象。
- 說話聲音單調平直，音量太大或太小，或音質太差。
- 說話聲音有明顯鼻音過重或缺乏鼻音的現象。
- 年齡越長，說的話反而越少或越不清晰。

你一定要知道 28
聲音沙啞一定是喉嚨長繭嗎？非開刀不可嗎？

說到聲音沙啞，很多人會聯想到選舉時的候選人，聲嘶力竭拉票的結果，最後聲音都沙啞了，這當然是因為聲帶過度濫用的結果。耳鼻喉科門診也經常碰到長期聲音沙啞，唱歌唱不上去，甚至說話相當費力的患者前來求診。有趣的是，在我還沒診斷前，他們就會先問：「是不是喉嚨長繭？要不要開刀？」然而，聲音沙啞的原因很多，在詳細檢查前，醫生不會草率做判斷。

劉醫師解惑

聲音沙啞不一定是聲帶長繭

到底什麼是聲音沙啞呢？所謂的沙啞是指聲音音量及音色產生變化，而這變化的聲音，大致可分為氣息聲、嘶啞聲、低頻聲、疲乏聲、緊張聲、顫抖聲等。如果你真的不會分辨也沒有關係，只要自己或是身邊家屬朋友覺得你的聲音改變了，就應該看醫生。

至於很多患者都關心的聲帶長繭，正確名稱應該是「聲帶結節」，顧名思義就是在兩側聲帶長出小的突起結節。造成聲帶結節的原因是長期不正確發聲、講話、濫用聲帶而摩擦出來的，所以說是聲帶長繭一點也不為過。

聲音沙啞一定就是聲帶長繭嗎？當然不是，聲帶結節只是聲音沙啞的原因之一，造成聲音沙啞還有可能是其他因素：

❶**急慢性聲帶發炎**：只要是感染或是腐蝕性傷害都會造成這種情形，包括感冒病毒感染、細菌感染、結核菌感染、念珠菌感染，尤其是結核菌，一定要診斷出來，否則可能造成家屬或是朋友感染結核菌。

另外，胃酸逆流造成的聲帶腐蝕性傷害也越來越常見，如果有這種情形，一定要做胃鏡檢查，並從減少胃酸逆流來處理。還有過敏體質造成的過敏性喉炎，患者容易咳嗽，合併聲音沙啞，這時一定要找出過敏原因，例如溫溼度變化、吃到過敏食物（如花生或是奇異果），才能藉由避開過敏原來改善聲音沙啞。

❷**腫瘤性聲音沙啞**：只要是聲帶上長出突出物或是有腫瘤病變，就會影響聲帶發聲，前面提到的聲帶結節也是屬於此分類。另外像是聲帶息肉、聲帶肉芽腫、聲帶囊腫、聲帶白斑、令克氏（Reinke's）聲帶水腫、類澱粉沉積症、聲帶乳突瘤，甚至是聲帶癌（屬於喉癌的一種），都有可能導致聲音沙啞。其中乳突瘤是人類乳突病毒（HPV）感染所引起，因為容易復發，處理起來相當麻煩，一定要密切配合醫師的治療。而聲帶白斑跟口腔白斑一樣，算是癌前病變，一旦醫師說你的聲帶長白斑，就一定要用雷射手術切除。聲帶癌就不用說了，趕緊切除為上策，目前也可以考慮以放射治療來保留聲帶。

❸**神經性聲帶病變**：包括聲帶麻痺、喉緊張性發聲異常、中樞性腦疾（如巴金森氏症、腦中風、腦性麻痺等）導致的發聲異常。其中最麻煩的是聲帶麻痺。因為聲帶是由一條「喉返神經」所支配，如果是胸腔腫瘤壓迫到此神經，或是甲狀腺手術後傷及神經，都會造成聲帶麻痺。像已故歌手鳳飛飛在演唱會前

正常聲帶和長繭的聲帶哪裡不一樣？

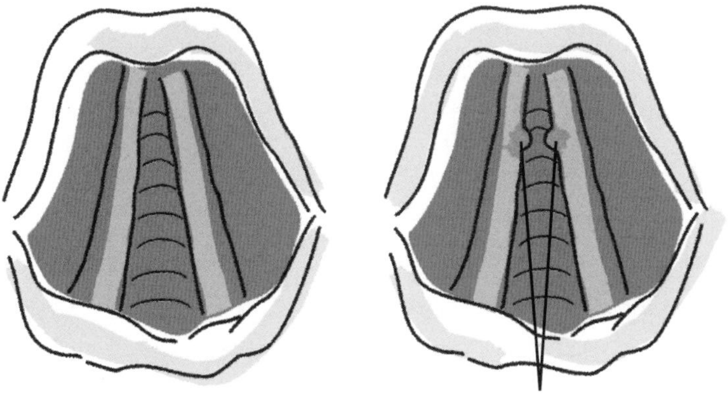

正常聲帶　　聲帶結節

聲音沙啞，一度以為是準備演唱會過度疲勞，結果居然是肺癌末期，壓迫到喉返神經所導致。而甲狀腺手術後造成的聲帶麻痺，很容易發生醫療糾紛，是外科醫師絕不願意見到的，一旦造成傷害，能做的補救包括語言治療、聲帶注射、甲狀軟骨手術等等。

❹ **其他：**包括聲帶萎縮、聲帶溝、藥物（抗組織胺或三環抗憂鬱藥物）、甲狀腺功能低下等，也都有可能造成聲音沙啞。其中聲帶溝以及聲帶萎縮，是因為聲帶本身結締組織有疤痕產生，造成聲帶閉鎖不全。

聲帶結節應先進行語言治療

聲音沙啞就醫時，醫師會用軟式咽喉纖維內視鏡或喉閃頻攝影檢查來檢視聲帶、聲帶上下區、下咽區等，可以一目了然。要特別注意的是，如果你有抽菸喝酒的習慣，一旦聲音沙啞超過兩週，就一定要請醫師檢查聲帶，以免有喉癌而延誤治療時機。

通常聲音沙啞最常見的原因就是聲帶結節，不過聲帶結節不一定要開刀。聲帶結節初期治療仍以語言治療為主，如果治療二至三個月無效，才需考慮做喉鏡顯微手術。

聲音保養之自然營養療法處方箋

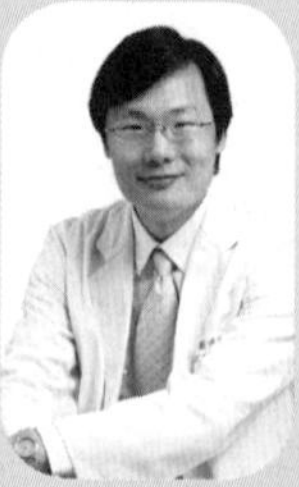

□ 生活處方

❶ **戒菸，不酗酒。**

❷ **喝咖啡或茶飲必須節制**，以免利尿後聲帶更乾燥。

❸ **每日應喝二〇〇〇至三〇〇〇毫升白開水**（依自身體重決定）。

❹ **充足睡眠且睡前三小時不要進食**，以避免胃酸逆流性喉炎；午間最好能小睡片刻。使用適當之音量說話，麥克風應機動性的輔助使用。

❺ 下課、下班回家後，應**減少不必要的長時間聊天或打電話**。

❻ 每一句話的第一個字，應**輕鬆發聲**且氣流與聲音同時出來（此為軟起聲之方法）。

❼若遇有需大聲說話又無麥克風的情形，**應使用丹田之氣**，也就是橫膈肌收縮力量來支持發音。

❽**說話速度適中**，一句話的字數以不超過七至十個字為限，並且句子與句子間需做停頓休息。

❾**注意說話音調**，不宜太低或過高，如此可減少發聲時之阻力及聲帶緊張度。

❿**適當之運動**，如慢跑或游泳等有氧運動為佳。

⓫**感冒時應盡量減少發聲**。

⓬**不可常使用耳語說話**以及打哈欠時發聲。

⓭**需保有穩定之情緒**，情緒不佳時應避免無限制的發洩聲音。

⓮**應避免做清喉嚨的動作**。

⓯若因病情需要服用抗組織胺劑、三環抗憂鬱藥物或類固醇時，需注意**水分攝取及聲帶保養**。

⓰**喉糖**、**羅漢果**、**枇杷膏或膨大海**等，對於已有聲帶病變者無效，不可過度依賴。

□ 營養醫學處方（治療劑量及搭配種類應依照患者的年齡、體重、臨床症狀、藥物治療內容而有所變化）

❶**甘草蘆薈麩醯胺酸粉：**每日一至三次，一次五公克，加水稀釋後，先口含再慢慢吞下。可提供口腔以及腸道細胞營養，修復咽喉黏膜上皮細胞的營養素。

❷**維生素C：**每日一五〇〇毫克，可促進聲帶組織膠原蛋白之合成。

❸**膠原蛋白（collagen）前驅胺基酸：**每日三至六公克，主要是甘胺酸（glycine）、脯胺酸（proline）、羥基脯胺酸（hydroxyproline），其特殊的螺旋立體結構，讓組織具有良好的張力及黏彈力，可維持聲帶結締組織的強度、光滑度和彈性。

你一定要知道29
唱歌唱不上去和胃酸逆流有關係？

我的門診經常會碰到業餘或是職業歌手來看診，因為他們吃飯的傢伙就是唱歌，如果聲帶有閃失，可能飯碗就不保了。二十來歲的小陳就是這樣的例子。小陳在一次表演後，發覺有些習慣的音調唱不上去了，趕緊來找我檢查。

我用咽喉軟式纖維內視鏡檢查後發現，小陳聲帶有水腫現象，黏膜充血，而且在食道入口的地方，出現發炎的黏膜。進一步詢問，才知道有抽菸習慣的小陳，經常在表演後吃宵夜慶功，接著就呼呼大睡。加上小陳說他經常有胸部悶痛的情形，我診斷是胃酸逆流（GERD）合併逆流性喉炎（LPR），於是告訴小陳，如果他還要繼續在舞台上唱歌，就必須戒菸，並治療胃食道逆流。這時他才訝異的說：「唱歌唱不上去，跟胃酸逆流也有關係！」

劉醫師解惑

胃酸腐蝕聲帶導致發炎

在前面章節中我曾提醒過，聲帶長繭與不良發聲習慣有關，甚至胃酸也是聲帶殺手之一。因為胃酸的PH值在二至三間，一旦跑到咽喉，會讓聲帶表面黏膜受到腐蝕性損傷，久而久之，將導致聲帶急慢性發炎，最後聲帶震動的頻率以及質感將越來越差，所以要靠唱歌、演講、說話吃飯的朋友，一定要注意聲帶殺手——胃酸。

忙碌的四十歲張先生喜歡喝咖啡提神，某天他發現心口有燒灼感、吞嚥有些微困難、感覺胃酸回流喉嚨，甚至睡眠時出現胸口悶痛等症狀，後來經腸胃醫師診斷是胃酸食道逆流，雖然接受藥物治療，但聲音還是有些沙啞。經我檢查後發現，他也是胃酸逆流性喉炎，於是建議他以麩醯胺酸粉、機能性益生菌、植物天然酵素、酯化維生素C調理兩個月後，他胃酸逆流以及聲帶沙啞問題終於痊癒。

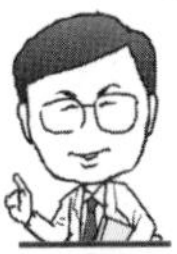

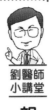

劉醫師小講堂

親身見證營養醫學療效

我曾在《疾病，不一定靠「藥」醫》一書中分享過我親身的經驗。二〇〇六年時，飲食還算正常的我因每日忙於門診、開刀、論文寫作等工作，喜歡靠喝咖啡來提神，直到有天發現心口有燒灼感、吞嚥有些微困難、看診時聲音偶爾會沙啞，尤其是睡覺時因胸口悶痛以致無法平躺。後來經過胃鏡診斷確定是胃酸食道逆流，而且已經造成食道黏膜潰瘍，當時我的主治醫師高度懷疑我有幽門螺旋桿菌感染，於是我接受兩種抗生素的合併療法（amolin 加 klaricid），以及服用ＰＰＩ（氫離子幫浦阻斷劑）藥物。

那一週的療法，真是很可怕的經驗。為了擺脫幽門螺旋桿菌，我連續拉了五天肚子，全身虛脫無法好好看診，然而之後還是斷斷續續復發，並且服用ＰＰＩ六個月，仍無法徹底解決，令我相當沮喪。生病的我發現了一件事，那就是「當醫師變成患者，整個思考邏輯都會改變」。我後來以麩醯胺酸粉、機能性益生菌調養腸胃，現在幾乎不大復發了，也堅定我持續在營養醫學努力耕耘的信心。

擊退胃酸逆流之自然營養療法處方箋

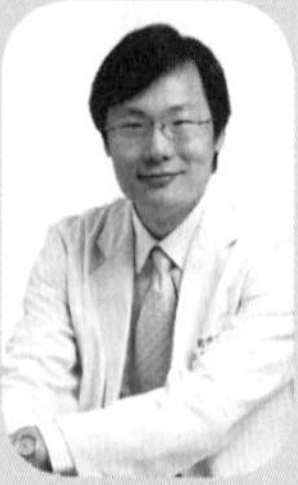

□生活處方

❶有ABC者（A表alcohol喝酒、B表betel nut檳榔、C表cigarette抽菸），**必須戒菸、戒酒、戒檳榔**。

❷**禁止咖啡、濃茶**、甜食、辛辣、高油脂、巧克力、乳製品、薄荷等會刺激胃酸分泌的食物。番茄、柳橙、檸檬汁、蘋果或其他酸度高的水果也應注意，因為會增加胃酸的分泌。

❸**吃飯時盡量不說話**，不看電視，細嚼慢嚥，晚餐以七分飽為原則。

❹如果體重過重，應**擬定減重計畫**，以降低腹壓。

❺**腰帶不可太緊**，中午趴睡時應放鬆皮帶，以避免胃酸逆流。

❻平躺睡覺時須**調高枕頭**。

❼**養成良好睡眠習慣**，不熬夜，睡前三小時不進食。

❽**每日適度有氧運動**，如快走、慢跑、騎自行車、游泳、跳舞、瑜伽、氣功等為主，可調節自律神經，降低胃酸逆流頻率。

❾**舒緩壓力**：以音樂、藝術、旅遊、文藝欣賞、靜坐冥想等方式來進行舒壓，可以降低自律神經緊張。

□營養醫學處方（治療劑量及搭配種類應依照患者的年齡、體重、臨床症狀、藥物治療內容而有所變化）

❶**甘草蘆薈麩醯胺酸粉**：每日一至三次，一次五公克，以加水稀釋口含慢慢吞下。可提供口腔以及

腸道細胞營養，修復黏膜上皮細胞，加速胃、食道、咽喉黏膜的癒合。其中翠葉蘆薈能降低組織胺所引起的胃酸過度分泌，保護胃內黏膜，甘草可增加黏膜細胞分泌功能，並促進腸胃道上皮細胞的分裂。

❷**植物酵素：**每餐飯前十分鐘，服用一顆植物酵素，可將食物中肉類、脂肪、碳水化合物等分解為小分子的胺基酸、脂肪酸、單糖或雙糖等，減輕腸胃的負擔。但必須注意酵素盡量以錠劑為主，因為做成溶液的酵素常含有防腐劑，而且隨著時間越久，酵素的活性就會降低。

❸**機能性益生菌：**每日一〇〇至三〇〇億隻活菌數（Colony Forming Unit, CFU）益生菌，分一至三次服用，菌種越多，協同效果越好。益生菌可以調節腸道免疫系統（GALT），降低胃幽門螺旋桿菌感染。

❹**維生素B群：**每天至少五毫克B_6、六〇〇微克葉酸、六微克B_{12}等，可促進口腔、咽喉黏膜修復，幫助肝臟解毒。

❺**天然魚油（TG型式）：**每日一〇〇〇至二〇〇〇毫克天然魚油，分早晚服用，其EPA及DHA具有天然抗發炎、抗過敏的效果，可降低腸黏膜及口腔黏膜的發炎反應。

❻**酯化維生素C：**每日一五〇〇毫克，可增加口腔黏膜的抗氧化力，促進膠原蛋白合成，改善聲帶彈性。酯化維生素C比單純的抗壞血酸較不會刺激胃酸分泌。

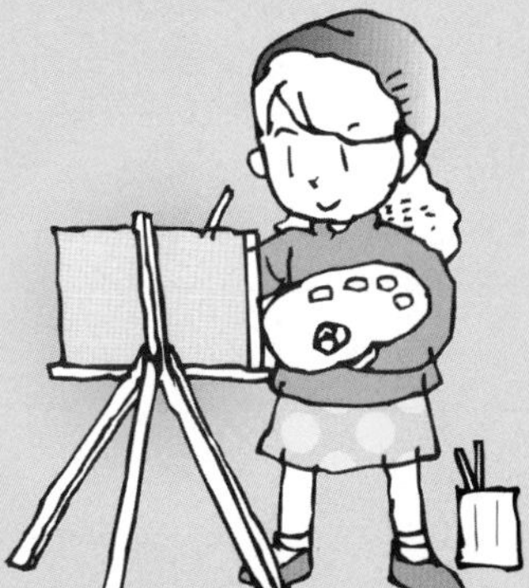

▲ 聽音樂及畫圖，都是能舒壓、降低自律神經緊張的方式

你一定要知道 30

扁桃腺經常發炎，是不是割掉比較好？

許多人因感冒、發燒、喉嚨痛去看醫生，經常聽到醫生說是扁桃腺發炎，有些人甚至因為經常反覆發炎，醫師建議最好割掉！為了省麻煩割掉扁桃腺好嗎？你知道它位在哪裡？功能又是什麼？在什麼情況下，才需要割掉扁桃腺呢？

劉醫師解惑

扁桃體是守護呼吸道的淋巴組織

我們咽喉深處有一群群集在一起的淋巴組織，這些組織形成一個環形防禦體系，醫學上稱為魏德氏環（Waldeyer's ring），這一個防禦圈圈包括三大防禦淋巴群：

❶第一是口腔進入口咽處的「顎扁桃體」，也就是醫生請你張開口，用壓舌板一壓就可以看到的扁桃體，左右各一顆，守護人體的呼吸道入口。許多人稱它為扁桃腺，其實它並非腺體，而是淋巴組織，所以稱為扁桃體較為正確。

❷再來就是鼻咽（即鼻腔最深處）腔有所謂的「腺樣增殖體」，簡稱腺樣體，在嬰兒出生後，它會逐漸增大，然後到了五、六歲以後，這個腺樣體會逐漸縮小，至成人後，腺樣體一般都會萎縮。如果大人用鼻咽內視鏡檢查發現鼻咽腺樣體腫大時，就要當心鼻咽癌的

不同扁桃體的分布位置

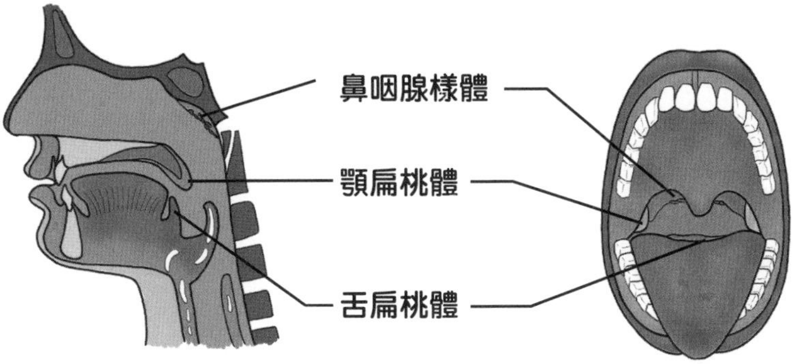

可能，這時需要切片檢查來確認。

❸在舌根部有「舌扁桃體」，因為位在舌頭後面，一旦腫大，吞嚥時可能會有異物感。一般來說，除非是造成嚴重的吞嚥困難或喉異物感，才需考慮以二氧化碳雷射切除。

❹其他還有分布於後咽壁及鼻咽周圍的小淋巴顆粒。

一旦人體的扁桃體受到感染，有七〇%可能是病毒，有三〇%可能是細菌感染，因此，就會出現喉嚨痛、發燒、倦怠、畏寒、有痰、鼻塞等症狀。如果是病毒感染，像是腺病毒、EB病毒、腸病毒、流感病毒等，記得大量補充水分，通常約五至七天就會自動痊癒，如果病情嚴重，還是要看醫師進行流感快篩以及細菌培養，確認感染的病毒類型。如果是細菌感染，例如惡名昭彰的A群鏈球菌，就一定要服用七至十天的抗生素。一旦A群鏈球菌經由血液跑到心臟瓣膜，引起風溼性心臟病，或是感染到腎臟腎絲球，造成腎臟發炎，那就得不償失了。

另外，免疫力低下的朋友，細菌可能就近侵犯咽喉其他地方，造成頸部深處組織感染，屆時可能連呼吸、吞嚥都會發生困難。

小朋友如果扁桃體過於腫大，加上腺樣體肥厚，睡覺時會鼾聲連連，翻來覆去，睡不安穩，白天有時嗜睡，有時過動，注意力不易集中，甚至因為長時間張口呼吸，造成臉部肌肉鬆垮，牙齒排列不整。而成人的扁桃體過大，也一樣會打呼以及發生睡眠呼吸中止症，有這些症狀，應該請醫師安排夜間睡眠呼吸生理檢查（PSG），千萬不要忽略這些組織腫大帶來的慢性身體危害。

割掉扁桃腺，不會降低免疫力

既然這些扁桃體屬於淋巴系統，當然和免疫功能息息相關，尤其是和T細胞成熟以及分泌型免疫球蛋白A（sIgA）有關，因此坊間許多書籍或是網路文章都提醒大家，千萬不要隨便割掉扁桃腺，以免破壞呼吸道的防禦機制，反而更容易感冒。

不過，醫學研究卻發現，我們人在四至五歲以後，這些區域的免疫保護機制便逐漸減退，因此切除掉扁桃腺或是鼻咽腺樣體的小朋友，長期的抗體IgG、IgM、IgA與未切除的小朋友相比，並沒有顯著改變，也不會增加感冒次數，反而會降低扁桃腺炎的機率，當然也就降低扁桃腺發炎患者一天到晚吃抗生素的困擾了。

研究顯示，接受扁桃腺切除的患者，可以改善IgA腎臟炎（一種自體免疫腎炎，二十年後有三〇%至五〇%的機率轉變成腎衰竭，需要洗腎），提升腎臟過濾率，預防腎功能變化。

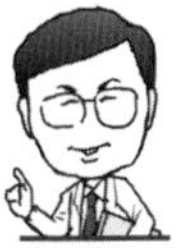

劉醫師小講堂

什麼時候要割扁桃腺？

雖然切除扁桃體不會增加感冒機率，但我也不鼓勵扁桃體一發炎就割掉，還是要看是否出現其他適應症。建議若有下列症狀，需要盡快手術：

- 扁桃體腫大造成中到重度阻塞型睡眠呼吸中止症。
- 扁桃體惡性腫瘤。
- 因復發性扁桃體炎導致熱痙攣。

此外，若有以下症狀，則可以考慮手術改善：

- 扁桃體炎反覆急性發作，包括一年內七次感染，或是連續兩年，每年有五次感染，或是連續三年，每年有三次感染。
- 一年內有兩次扁桃體周圍膿瘍，也就是化膿區域延伸到扁桃體周圍組織。
- 扁桃體結石或經切片確定是良性腫瘤。
- 源於扁桃體反覆分泌物之口臭。

要提醒各位讀者，切除扁桃體是有風險的，例如術後出血或是暫時性說話發聲共振改變，所以對於愛唱歌或是聲樂家、歌手等人士，在手術前應仔細評估。

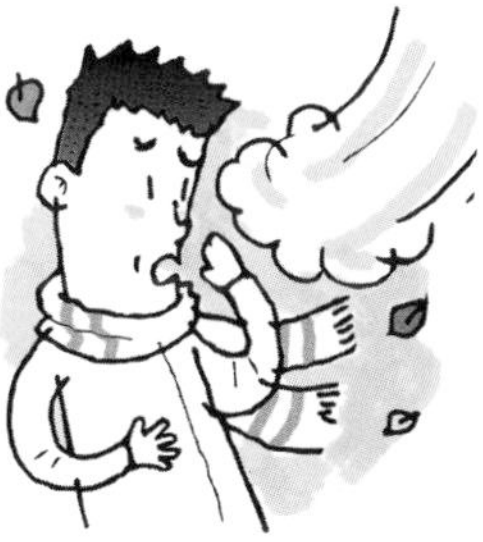

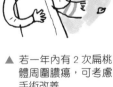

▲ 若一年內有 2 次扁桃體周圍膿瘍，可考慮手術改善

你一定要知道 31

喉嚨卡卡的，是不是長了壞東西？

一名女性患者因為覺得喉嚨卡卡的，看了許多醫師都找不出原因，經人轉介到我這裡。不抽菸不喝酒的她因為做生意的關係，必須經常提高音量說話，加上飲食不規律，常常以便當果腹，雖然會補充水分，不過因為天氣熱，每天都會喝飲料。

身材微胖的她表示，最近半年來喉嚨常有異物感，一直覺得喉嚨乾乾的。因為她的父親是喉癌患者，所以她擔心自己也和父親一樣，希望我能看仔細一些。

事實上，耳鼻喉科醫師每天都會遇到這些覺得喉嚨「卡卡」的患者，我平均每節門診都會遇到三到五個這類患者，比例算很高。經過軟式纖維咽喉內視鏡檢查後，該名女患者是慢性咽喉炎，肇因是胃酸食道逆流所引起，後來經過制酸劑以及生活指導後，症狀就逐漸消失。

另一名男性患者也是持續三個月出現喉嚨卡卡的感覺而來求診。有抽菸喝酒習慣的他，因為被診所診斷為慢性咽喉炎，所以不以為意。但當左邊喉嚨出現疼痛，甚至連左耳也會刺痛後，來找我診斷。經詳細檢查後發現，是因腫瘤引起，切片檢查後發現是下咽癌第二期，還好並未轉移，經過化放療後，腫瘤逐漸消失，他也不敢再抽菸喝酒了。

劉醫師解惑

喉嚨異物感多是咽喉慢性發炎

一般說來，喉嚨有異物感，有卡卡的感覺，多數都是慢性發炎所引起的，到底什麼是慢性咽喉炎呢？

中醫稱慢性咽喉炎為臆球症，顧名思義，就是懷疑有物體卡在喉嚨中。慢性咽喉炎的症狀除了有喉嚨異物、卡卡的感覺外，還可能有乾乾的、痛痛的、緊緊的、灼熱感，經常想乾咳、清喉嚨，可是卻又咳不出什麼痰，如此症狀超過三個月，就可稱之為慢性咽喉炎。

造成慢性咽喉炎的原因主要有以下幾種可能：

❶**胃酸逆流性咽喉炎：**前面已經跟各位說過，胃酸PH值約二至三，與洗廁所的鹽酸不相上下。通常有胃酸食道逆流症狀時，就會合併胸悶、胸痛症狀。如果胃酸跑到咽喉處，則咽喉黏膜就如同被腐蝕性液體灼傷一般，長期下來就會有異物感或是慢性疼痛。如果連聲帶都被灼傷，那麼恐怕連唱歌、說話都會受到影響。通常這種病因必須找腸胃科醫師以胃鏡檢查食道、胃以及十二指腸，如果嚴重甚至合併胃幽門螺旋桿菌感染，就必須優先治療腸胃道疾病，將病根解決，才能改善喉嚨慢性發炎症狀。

❷**喜愛刺激飲食：**喜歡辛辣食物、烈酒、油炸食物，甚至是抽菸、嚼食檳榔者，長期下來，喉嚨黏膜就會受不了，因此出現慢性發炎症狀。

❸**過度說話加上水喝太少：**許多職業需要大量說話，但是水分喝不夠，咽喉容易乾燥，加上聲帶肌肉疲乏，長久下來，喉嚨也易有乾咳、說話音質粗糙現象。

❹**長期鼻塞、鼻涕倒流：**因為鼻子過敏或是鼻竇炎，帶細菌的鼻涕流向喉嚨，長久下來，咽喉的淋巴濾泡就會受到慢性感染，導致慢性咽喉炎。另外因長期鼻塞，患者需要張口呼吸的結果，讓原本應該經由鼻腔過濾溼化的空氣直接從喉嚨進去，也會導致慢性咽喉炎。

❺**心理因素：**壓力、焦慮、自律神經失調，會造成咽喉肌肉緊繃、吞嚥不順，整天懷疑喉嚨長東西，這時就須找身心科醫師幫忙了。

徹底檢查排除腫瘤可能性

通常有慢性咽喉炎症狀時，最好先找耳鼻喉科醫師檢查。一般除了以壓舌板輕壓舌根檢查扁桃體以外，最好的方法是以軟式纖維內視鏡來檢查鼻腔、咽喉深處。除了可以看看有無腫瘤外，還可以看出是否有其他狀況，例如發炎情形、有沒有合併聲帶病變、有沒有可能是胃酸逆流造成喉頭發炎。當然脖子也應該要檢查，包括甲狀腺是否有硬塊，因為甲狀腺腫瘤也可能造成吞嚥異物感。

當然也有可能是大家最擔心的，喉嚨長了「東西」，尤其是所謂的惡性腫瘤，包括下咽癌、上端食道癌、惡性甲狀腺腫瘤等。根據國外統計，因為慢性咽喉炎症狀就醫，最後診斷為惡性腫瘤的比率小於一%，所以大多數是沒問題的。

不過，如果讀者有以下情形的話，我建議還是應該提高警覺：

- 有抽菸、酗酒、嚼食檳榔習慣。
- 最近體重下降。
- 吞嚥越來越困難。
- 持續喉嚨痛，會延伸到同側耳朵痛。
- 咳痰有血絲。
- 脖子有摸到硬塊。

另外，有許多患者喜歡含喉糖來舒緩症狀，但所有市售喉糖都含有薄荷，有些則會添加甘草、陳皮、仙楂。薄荷會影響味覺，而且過多薄荷會刺激胃酸逆流，加重胃酸逆流性咽喉炎，加上喉糖的糖分易生痰，糖又會促進咽喉慢性發炎細菌增生，所以我認為，含喉糖不宜過多，如果一定要使用，以一天三到六顆，不超過三天為宜。

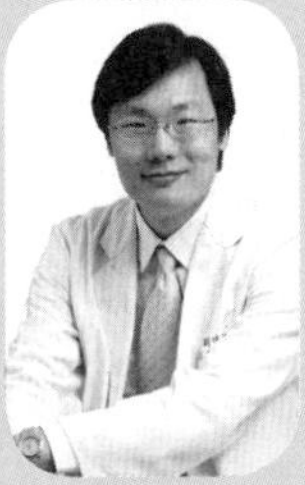

擊退慢性咽喉炎之自然營養療法處方箋

□生活處方

❶**戒菸、戒酒、戒檳榔**：如果做不到，就無法降低慢性發炎的可能性，甚至大幅提高罹患咽喉癌、口腔癌、食道癌、胃癌的機率。

❷**控制並改善鼻病**：請配合醫師治療鼻過敏、肥厚性鼻炎、鼻竇炎，可以的話，每日以溫鹽水沖洗鼻子兩次，改善鼻因性的慢性咽喉炎。

❸**找出過敏原**：有些慢性咽喉炎是因為長期受到過敏原刺激，引發鼻涕倒流或是咽喉發癢，建議可以請醫生進行過敏原檢測。而所謂的「發物」，如魚類、蝦蟹、鴨、鵝、動物內臟、韭菜、香菇、竹筍、茄子、芒果、荔枝、龍眼等，也應注意攝取，並自我檢測是否與咽喉不適有關。

❹**減少刺激飲食頻率**：包括辣椒、胡椒、酒精、油炸物、過酸飲料（如檸檬汁）等等。而甜食、咖啡、濃茶會促進胃酸食道逆流，如有胃酸逆流情形也應避免。

❺**多喝水**：每日至少需二〇〇〇毫升的白開水，以緩解喉嚨乾燥不舒服。

❻**適度發聲**：千萬不要過度説話或是用力説話，如果不知如何改善説話技巧，可以諮詢語言治療師詢問發聲技巧。

❼**如果有胃酸逆流現象者**，需要減重，晚餐吃七分飽，不吃消夜，腰帶不宜過緊。

❽**每日適度運動**，可以改善自律神經失調，降低咽喉周圍肌肉緊繃感。

❾**適度舒壓**：以宗教、音樂聆聽、藝術療法（如書法、繪畫）、旅遊等來幫助心情放鬆，緩解心因性的慢性咽喉炎。

□ 營養醫學處方（治療劑量及搭配種類應依照患者的年齡、體重、臨床症狀、藥物治療內容而有所變化）

❶**甘草蘆薈麩醯胺酸粉**：每日一至三次，一次五公克，加水稀釋口含慢慢吞下，可以修復咽喉發炎組織，抗發炎。

❷**機能性益生菌**：每日一〇〇至三〇〇億隻活菌數（Colony Forming Unit, CFU）益生菌，分一至二次服用，改善胃酸逆流，減少幽門螺旋桿菌的感染。

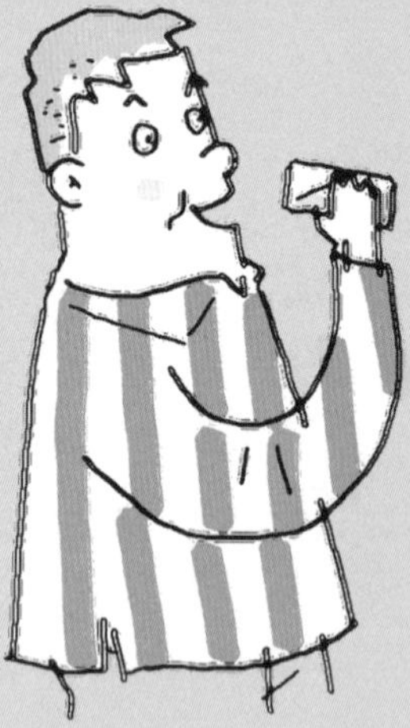

▲ 喝水可緩解喉嚨乾燥不適

你一定要知道 32

卡到魚刺，喝醋有效嗎？

記得還是住院醫師時，經常要處理急診患者，處理最多的就是咽喉異物，其中以魚刺卡到喉嚨最多。有次，一位骨科總醫師於晚間十一點來找我，因為開完急診刀後他去吃消夜，結果喉嚨被東山鴨頭的脆骨頭卡到，他聽說喝醋可以溶解骨頭，問我不知有沒有效？我說當然不行，一定要找耳鼻喉科醫師以異物夾取出才行。沒想到，才過一個月，該醫師又來找我，他不好意思的說他喉嚨又卡到異物了，這回是——螃蟹殼。

各位讀者可能會覺得好笑，不過喉嚨卡到異物的頻率真的很高，而且是相當危險的，因為一旦異物進入喉部，甚至氣管，就會危及生命。

美國加州於二〇〇一年時曾發生一名十一歲女孩吃蒟蒻椰果噎住，造成腦部缺氧，後來死亡的案例。結果法院判決台灣該食品公司必須賠償一六七〇萬美金巨額賠償，而美國食品藥物管理局（FDA）也要求「球形果凍」直徑必須大於一•七五吋（也就是四•四五公分），以避免孩童噎到。事實上，台灣每年都有民眾，尤其是老人家，被粽子、月餅、糯米、牛排肉、貢丸噎到的個案，不可不慎。

劉醫師解惑

鼻咽喉異物須緊急處理

我曾在前面的章節中介紹過耳道異物，在此將告訴讀者如何排除鼻腔和咽喉異物，以降低意外的風險。

鼻腔異物：單邊鼻孔流濃鼻涕時要特別注意

小朋友好奇心重，經常會拿起小東西就往鼻孔塞，因此很容易發生鼻腔異物意外，加上小朋友不會表達，往往要到單邊鼻孔流濃鼻涕或是有惡臭時，才被家長送醫。

常見的鼻腔異物有綠豆、紅豆、BB彈、紙片、玩具零件、棉花、塑膠製品、鈕扣型電池等，甚至還可能因為去溪邊玩水，不慎感染水蛭的情形。一旦發現小朋友單邊鼻孔不尋常的流出黃綠色鼻涕，請務必找耳鼻喉科醫師檢查是否有異物，否則像是鈕扣型電池會放電，一旦導致鼻中膈軟骨腐蝕穿孔，後果將不堪設想。

鼻腔異物之處理及注意事項有：

❶如異物位於鼻腔前面，可以用一手指將另一邊鼻孔塞住，然後用嘴吸氣，之後快速將氣流由異物鼻孔呼出，如無效，請盡速就醫。

❷切勿自己嘗試用各種器材抓取，因為有可能造成鼻黏膜傷害或流鼻血。

❸切勿將異物向鼻後方推擠，因為有可能造成異物往後掉入咽喉進入食道或氣管，徒增危險。

咽部異物：勿信偏方盡速就醫

這裡的咽部指的是口咽及下咽部，位於此處的異物還算好拿，越往下方越麻煩，尤其是咽喉嘔吐反射過強的患者。

常見的咽部異物包括魚骨頭、雞骨、鴨骨、假牙、硬幣、海鮮殼、檳榔渣等。如果喉嚨中有東西卡住，絕對不要想靠吞飯來將異物順便吞下，可能造成異物越卡越深。另外，喝醋或是民間俗稱的化骨符水偏方，不但不會溶化異物，反而會導致黏膜腐蝕。所以，咽喉中若有異物，應該立刻送醫，醫師會用異物夾夾出。

另外半導體用的化骨水是氫氟酸，在防鏽劑中也有，這種化骨水不要說沾到口腔黏膜，連手腳皮膚碰到都可能要截肢，千千萬萬不要異想天開用這種工業用化骨水來去除異物。

我曾碰過一個患者，魚刺刺穿咽喉，導致整個深頸部內感染，化膿一直竄到胸縱膈腔內，開了三次大刀，住院住了三十天才痊癒出院，真的是很可怕。

食道異物：異物容易卡在狹窄部位，不易取出

一旦異物進入食道，就更麻煩了，舉凡魚骨、雞骨、假牙、硬幣、迴紋針、電池等皆有可能。我碰過最麻煩的就是有倒鉤的假牙，最後是在患者全身麻醉的情況下，以硬式食道鏡取出。

食道異物最容易卡在食道狹窄部位，第一就是食道入口處，其次是在主動脈及左支氣管交叉處以及經過橫膈膜處。一般處理是以軟式胃食道鏡或硬式食道鏡來取出，不過如果食道已有穿孔破裂情形，可能導致致死率高的縱膈

腔炎。

在此，我要特別提醒小孩誤吞電池的情況。根據美國消費品安全委員會（CPSC）統計報告顯示，全美近數十年間共發生四萬多起十三歲以下孩童吞食電池事件，其中有四成案例是誤吞食鈕扣型電池被緊急送醫，更有十四名兒童因而死亡，所以在家中有電池或是鈕扣電池的玩具、音樂卡片等，家長都必須提高警覺，千萬不要讓幼兒有機會取下而誤吞。

喉管或氣管異物：容易因無法呼吸而窒息

喉氣管內常見的異物以花生米最多，其他像水果的籽、葡萄、龍眼、飯粒、果凍、肉塊甚至鐵釘、水蛭等都曾有過，以發生在三歲以下小孩、老年人、中風患者等較多。如果異物進入聲帶以下的主支氣管部位，是相當危險的。

很多時候是因為吃飯時，一邊說話、大笑，結果食物吸入氣管，這時患者會出現咳嗽、急性缺氧、說不出話、臉色轉紫轉黑，雙手緊掐住脖子呈現極度痛苦狀。此時如能運用「哈姆立克法」來急救，就有機會將異物擠到咽喉處，避免窒息。

如果是異物已掉到左或是右側的支氣管內，患者有可能持續咳嗽，也有可能反而無明顯症狀，直到出現肺氣腫、肺塌陷、肺炎、氣胸等併發症才被發現。一般氣管內的異物處理，需要請胸腔科醫師以支氣管鏡移除。

劉醫師小講堂

哈姆立克急救法（Heimlich Maneuver）

站在患者背後，腳成弓箭步，前腳置於患者雙腳間，然後一手測量肚臍與胸窩，另一手握拳虎口向內置於肚臍上方。遠離劍突測量的手再握住另一手，兩手環抱患者腰部，往內往上擠按，直到氣道阻塞解除。當患者意識昏迷，雙手無法環抱患者時，或是患者為孕婦，則擠壓的部位移至胸骨心臟按摩處。

自救

自行用拳頭抵住肚臍及胸骨劍突之間，或將該處頂靠椅背、桌緣快速向上擠壓，讓異物排出

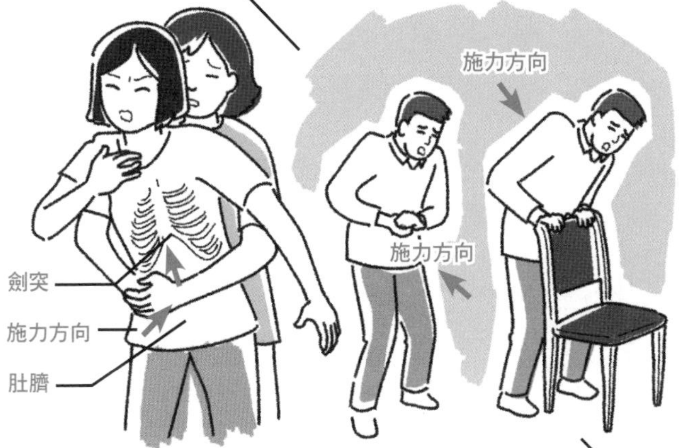

救人

❶ 進行異物梗塞處理法時，施救者站在患者背後，腳步成弓箭步

❷ 一手以大拇指和食指側抵住患者肚臍及胸骨劍突之間

❸ 另一手握拳，快速往內往上擠按，使橫膈膜突然向上壓迫肺部以噴出阻塞氣管內之異物

你一定要知道 33

感冒咳嗽找醫生洗喉嚨好得比較快？

在台灣，許多朋友只要一感冒，就會找耳鼻喉科醫師洗喉嚨，就好像眼睛不舒服找眼科醫師洗眼睛一樣。我記得小時候，有一次眼睛紅腫，應該是結膜炎吧，父親帶我去給眼科醫師診斷，結果醫師交代護士準備一袋沖洗液，然後叫我睜開眼睛，用沖洗液幫我洗眼睛。我問過現在的眼科醫師朋友，已經不再替患者洗眼睛了，除非是眼睛異物或是化學性灼傷才會沖洗，那洗喉嚨呢？

許多非耳鼻喉科醫師認為，洗喉嚨是不需要的，還有可能造成二次傷害，例如產生潰瘍。到底洗喉嚨要怎麼洗呢？洗喉嚨步驟包括：

❶ **喉嚨局部藥物塗抹：**耳鼻喉科醫師會先用棉花棒蘸一些局部消炎的溶液，然後用壓舌板輕輕壓下舌頭，待看見咽喉扁桃體時，再以藥物塗抹。

❷ **以醫用噴霧器蒸喉嚨：**一般的做法是請患者先坐正，然後身體向前傾，面對蒸氣機張開嘴巴，越大越好，然後機器會逐漸噴出細分子水蒸氣，約莫五至十分鐘即可，類似氣管蒸氣治療。

❸ **以吸引器械吸出膿液：**醫師會用不同尺寸大小的吸引器，抽吸咽喉或是扁桃體表面的膿液。

劉醫師解惑

看化膿情形決定要不要洗喉嚨

到底感冒咳嗽時需不需要洗喉嚨呢？有沒有臨床價值？許多持不同觀點的醫師常為此論戰。我認為有時候真的需要，有的時候真的不需要。

以下是我認為該不該洗喉嚨的判斷：

❶**需要洗喉嚨的狀況：**所謂洗喉嚨是一般百姓的說法，真正說法是依照健保署所說的「局部治療」，也就是膿或痂皮的取出。

如果扁桃體化膿，或是後咽壁充滿痰或是黏液，耳鼻喉科醫師會用負壓吸引器先將上面的膿或是痰吸掉，並局部塗抹藥劑，這對患者很有幫助。如果是扁桃體周圍膿瘍，也就是咽喉組織積膿，更要先以空針抽出膿，才得以治療，否則會造成張口困難、深頸部感染、呼吸困難等，因此真的需要洗喉嚨時，最好配合醫師建議。

❷**不需要洗喉嚨的狀況：**扁桃體只是輕微發紅，而且沒有化膿情形，只要多喝水，配合醫師開給的藥物就好了。如果遇到堅持要塗藥的患者，醫師也會稍微做一下局部治療，但此時可能「安慰效應」大些。如果單就咳嗽症狀的話，洗喉嚨是不太需要的。

其他類似的情形還包括洗鼻子以及洗耳朵。如果患者自己以生理食鹽水沖洗鼻腔，那是OK的，而醫師會針對鼻炎以及鼻竇炎來做鼻腔局部治療，也是必須的。患者經過耳鼻喉科醫師的巧手治療後，那種鼻腔豁然開朗的舒暢，真是人生一大快事。至於耳朵若有黴菌感染、化膿等炎症，經過耳道局部治療之後，也絕對有很大幫助。

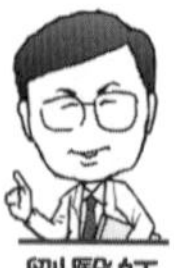

劉醫師小講堂

找出咳嗽原因才能對症治療

許多人因為咳嗽咳不停而看遍各大醫院診所，俗話說：「醫生怕治咳」。到底咳嗽要如何醫治呢？我認為得先找出原因才行。

以下是常見的咳嗽原因，提供給各位讀者參考：

❶**感染造成支氣管炎甚至肺炎：**這是最常見的咳嗽。一般是因為病毒、細菌、黴漿菌等所引起，大多數會在數週內逐漸好轉。如果是細菌或是黴漿菌，應該使用抗生素治療才行。

❷**結核菌感染：**其實結核菌也是菌，為何要單獨特別強調它呢？因為結核菌一經診斷出來，就必須趕緊投藥，否則容易產生抗藥性，甚至連同親朋好友都會被感染。

❸**支氣管氣喘：**因為過敏因子導致支氣管黏膜腫脹、平滑肌收縮，造成呼吸困難、喘鳴，有時呼吸道敏感持續，就會以持續性咳嗽表現。

❹**慢性支氣管炎或是支氣管擴張症：**一般與抽菸或是環境污染、慢性感染有關。尤其支氣管擴張症，是支氣管結構產生囊狀病變，排痰更不易。

❺**胃酸食道逆流：**因為胃酸反流至咽喉部，又進入氣管內，導致夜間反覆性咳嗽。

❻**過敏性鼻炎或是鼻竇炎：**這是因為鼻過敏或是鼻竇炎產生大量鼻涕，倒流至喉氣管內，引起咳嗽。此時一定要檢查過敏原來加以預防，鼻竇炎也一定要處理好，如果是慢性鼻

竇炎，有時需要做鼻竇內視鏡微創手術，才能斷慢性咳嗽的根。

❼**支氣管肺癌：**這也是大家最擔心的咳嗽原因，只要是持續咳嗽超過二至三週沒有痊癒，甚至出現痰中帶血或是體重減輕、全身倦怠、胸口悶等症狀，請不要猶豫，立即到醫院照張胸部X光。但是痰中有血絲不一定就是肺癌，支氣管炎、氣管擴張也都有可能。

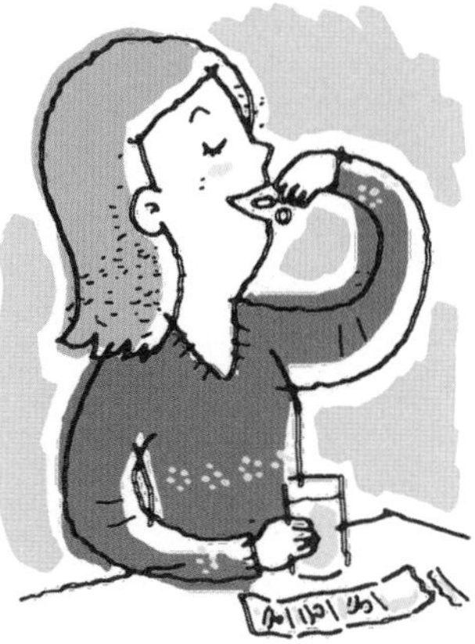

▲ 若你的降血壓藥會引起咳嗽副作用，應改以其他降血壓藥物來取代

❽**藥物：**某些治療高血壓藥物也可能引起咳嗽副作用，譬如血管收縮轉化酶抑制劑（ACEI）這類藥物，便常見此症狀。此時必須停止使用此藥，改以其他降血壓藥物來取代。

❾**支氣管異物：**有時花生或是各種異物吸入氣管內，也會造成反覆性咳嗽。

❿**其他原因：**例如耳膜耳道慢性刺激、心包積水、頸椎骨刺、橫膈膜及周遭器官病變、心因緊張性咳嗽等等。

所以單就咳嗽來說，以上原因除了鼻竇炎需要做局部治療以外，其他原因造成的咳嗽，是不需要洗喉嚨的。

你一定要知道 34

頸部長腫塊，千萬要當心！

頸部，也就是脖子，是人體相當重要的部位，因為內含頸動脈、神經、淋巴結、咽喉、肌肉、甲狀腺、脊椎等重要器官組織，所以頸部一旦出現腫塊，必須盡快就醫診治，實在是有太多原因需考量了。

以下是臨床上的幾個例子，提供給各位讀者參考。

一名三十歲女士，因為左側脖子有一硬塊，不大會痛，剛開始以為是感冒引起，因持續一個多月不消退，前來找我求診。經過切片以及一系列檢查，結果是惡性淋巴瘤，接著轉介給血液腫瘤科安排後續化療。

張先生因為右邊脖子發現一個無痛性硬塊，經檢查是鼻咽癌轉移至脖子淋巴，因為是第三期鼻咽癌，所以安排進一步的化療及放射治療。

一名原住民小姐因為左邊脖子有一個三公分硬塊前來門診，經過一系列檢查及切片，居然是頸部結核菌感染，趕緊轉往感染科接受九個月的抗結核菌藥物治療，經追查，應該是父親傳染給她的。

一名七十歲阿婆因為左邊鎖骨上區長了一個硬塊，加上體重下降、食慾不振來我這看診。經過一系列檢查後發現，是胃癌轉移至脖子上的淋巴結，但因為化療藥物治療效果不佳，於半年後往生。

一名四十歲女性原本有一顆追蹤多年的甲狀腺結節，因為最近變大，經過細胞學檢查，發現已變成甲狀腺癌，所幸經過甲狀腺腫瘤切除手術之後，配合放射性碘一三一治療，現已經痊癒。

劉醫師解惑

八成頸部腫瘤可能是惡性腫瘤或感染

看了上述多個案例後，讀者可能會覺得很不安，不過我並非危言聳聽，頸部腫塊真的是要特別小心。過去曾有學者提出所謂的「Rule of Eighty」，也就是說頸部腫塊約八成是惡性的，而且在這惡性腫瘤當中，又約有八成屬於轉移性腫瘤，雖然比例上不一定正確，但是突顯出頸部腫塊不可輕忽的一面。

依照發生原因來區分，頸部腫塊可分為：

❶**先天性腫瘤**：包括甲狀舌骨囊腫、鰓裂囊腫、囊狀水瘤等。這些專有醫學名詞讀者不需要懂，只要知道囊腫的產生是因為胚胎發育時，一些組織並未消退完全，以至於發生積水或是積淋巴液，治療以手術切除為主。

❷**感染**：包括細菌、結核菌、病毒、黴菌、放射線菌等所造成的感染。尤其是深頸部感染，經常發生在免疫系統不佳、糖尿病或是肝腎功能不全的患者身上。此時若不及時以抗生素治療，或即時切開排膿，可能會因此影響呼吸道或造成胸腔膿瘍而危及生命。另外，許多淋巴腺發炎只要好好休息、多喝水，數天之後會自己縮小，若是這種情形，就不必

太過擔心了。可是如之前所述，結核菌頸部淋巴腺炎和肺結核一樣，一定要接受抗結核菌藥物治療半年以上，否則可能會造成全家或是工作同事被感染。

❸**良性腫瘤：**包括良性甲狀腺腫瘤、上皮囊腫、脂肪瘤、纖維瘤、神經瘤、血管瘤等等。良性腫瘤一般是以手術切除為主，如果不手術，也應該每年定時回診，以確保沒有惡性病變。

❹**惡性腫瘤：**又可分為原發性及轉移性腫瘤。所謂原發性腫瘤的意思，是指這惡性腫瘤是從頸部器官組織長出來的，例如惡性甲狀腺癌；轉移性惡性腫瘤，顧名思義是指其他部位長出惡性腫瘤，結果這腫瘤細胞順著淋巴或是血液「移居」到脖子上，例如我在前面章節提到的鼻咽癌或是本章提到的咽喉癌併頸部轉移，就是一個常見的例子。

依腫瘤位置可初步判斷腫瘤類型

我們也可以從頸部的肌肉區域，來判斷腫瘤的可能種類。我們頸部依照不同肌肉所圍成的界線，可分為一至六區（如左頁圖），提供給讀者作為初步判斷參考，但詳細診斷，還是要請醫師確認。

頸部問題該找耳鼻喉科醫師治療

為什麼脖子長硬塊要先看耳鼻喉科呢？相信很多讀者都有這樣的疑問，其實臨床上也常有患者這樣問我。這其實是有理由的：

❶**「耳鼻喉科」的全名是「耳鼻喉頭頸外科」**，因此耳鼻喉住院醫師養成過程中，對頸部腫瘤診斷以及手術，必須有一定的學習與訓練，

不同區域可能之重大癌症或感染示意圖

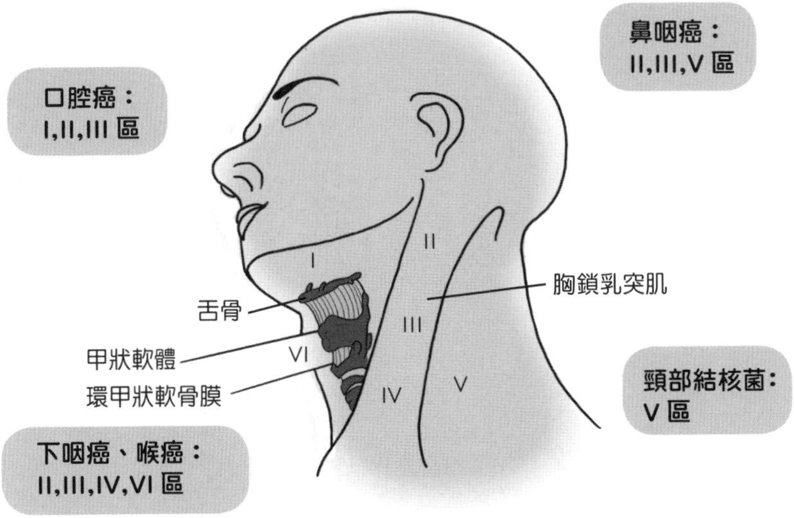

對頸部構造相當清楚。

❷ **頸部的腫塊可能是鼻咽癌、口腔癌、下咽癌、喉癌等癌症轉移至脖子上的淋巴結**，所以一定要由耳鼻喉科醫師，先以軟氏纖維咽喉內視鏡檢查這些地方黏膜。如果懷疑是鼻咽或是咽喉長腫瘤，則應該先在鼻咽以及咽喉處切片，而不是先在頸部開刀。尤其是鼻咽癌，之前提過，鼻咽癌是以放射治療為主，如果在頸部貿然開刀，反而會影響預後。

如果實在不清楚腫瘤為何，則必須安排頸部超音波，或是電腦斷層（CT）、磁振造影（MRI）來輔助診斷。另外，也可以在頸部實施細針抽吸細胞學檢查（**Fine Needle Aspiration Cytology, FNAC**），原則上這種檢查疼痛程度和抽血差不多，只要在局部消毒後，不需要局部麻醉，以二一號針頭及空針刺入腫塊（如為深層病灶，可以在超音波或電腦斷層引導下刺入），抽吸取得細胞送病理科醫師檢查。這種檢查是不太會造成癌細胞擴散的。

總而言之，頸部腫瘤千奇百怪，一旦發現腫瘤，應找醫師確定原因，尤須排除惡性癌症的可能。若是轉移癌，更應找出原發部位以做整體治療，千萬不要亂服用偏方或以不明藥膏外貼。總之，早期發現、早期治療，是腫瘤的治療正道，頸部腫塊也是如此。

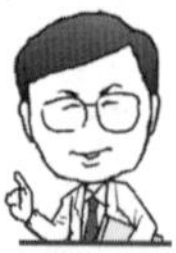

劉醫師小講堂

如何初步判斷腫塊是良性還是惡性？

一旦脖子上有腫塊，相信讀者一定都很著急。在還沒找醫師詳細檢查前，以下有幾個方法，可幫助讀者做初步判斷。

❶**發生時間：**若是自幼就有或經年累月的硬塊，一般以先天性居多，若只發現幾天而且有紅腫熱痛的現象，則可能為發炎或是感染，若硬塊有數週至數月，則可能為腫瘤。

❷**腫塊特性：**具有紅、腫、熱、痛、表面平滑、可滑動、與周圍組織不沾黏、單一、或是有彈性等特性的硬塊，偏向於良性；反之若較硬、不痛、不可移動、表面不平滑、多顆性、大於兩公分，則較偏向於惡性。

❸**年紀：**年紀越大，尤其四十歲以上，則惡性比例上升。

❹**性別：**頸部惡性腫瘤大致以男性居多。

❺**有無合併其他全身症狀或不良習慣：**有抽菸、酗酒、嚼食檳榔習慣者，較易產生惡性腫瘤，全身倦怠、體重減輕者，也必須注意。

你一定要知道 35

喉癌一定要把喉嚨全部切掉嗎？

一名抽菸多年的先生一個多月來隱約感覺喉嚨疼痛，在一般耳鼻喉科門診看了二個星期，因為症狀持續，而來到我的門診。結果經由軟式咽喉內視鏡檢查發現，在他的喉嚨聲帶附近，有個潰瘍性腫塊，安排切片手術後確定是喉癌。因為同時摸到頸部有硬塊，加上磁振造影顯示為喉癌第三期，最後患者接受全喉切除手術以及頸部淋巴腺廓清手術，並在術後安排放療，追蹤至今，尚無復發跡象。

另一名女士，也是吸菸多年，因為持續低沉沙啞的嗓音一個多月，前來門診檢查，結果發現是聲帶喉癌第一期，經過聲帶二氧化碳雷射切除手術後，又局部復發，接著加上放射治療，保全了整個喉嚨組織，也就是保全吞嚥以及發聲、呼吸的功能。

你知道什麼是喉癌嗎？為何會得到喉癌呢？為何有人需要切掉整個咽喉器官？有人並不需要切除整個喉嚨呢？

劉醫師解惑

抽菸是喉癌最危險因子

首先我跟讀者稍微解釋一下喉部構造。喉部主要由一塊硬骨（舌骨）及五塊軟骨構成（甲狀軟骨、環狀軟骨、會厭軟骨及成對的杓狀軟骨），而舌骨、甲狀軟骨、環狀軟骨構成喉部外圍。我們的喉部向上通往口咽，向下接到氣管，成為呼吸道的一部分，主要功能包括呼吸及發聲，還可以防止各種異物進入氣管內。

此處發生惡性腫瘤的話，就稱為喉癌。聲帶是喉部內重要的發聲組織，聲帶位於喉部中央，所以依照喉癌發生部位，又分為聲門上喉癌（約二〇％）、聲門癌（也就是聲帶癌，約八〇％）、聲門下喉癌（約一％）。

雖然喉癌並不常見，但千萬可別輕忽它。它在台灣男性癌症中約占第十三位，也是耳鼻喉科頭頸部癌症的第三位，僅次於口腔癌與鼻咽癌。

根據衛福部統計，台灣每年大約有五〇〇人罹患喉癌，以五十歲至七十歲的男性居多，男女發病比例約為十八比一。近年來因為女性吸菸人口增加，所以女性得喉癌患者也越來越多。

那造成喉癌的危險因子有哪些呢？一般以下面三個原因為主：

❶**抽菸：**抽菸是喉癌最主要的危險因子。因為香菸含有焦油與其他致癌物質，容易引起喉部黏膜變化，包括黏膜增生、黏膜化生、黏膜白斑、原位癌，甚至進展到侵略性喉癌。

❷**飲酒：**聲門上區域的喉癌與喝酒較有關，此外，飲酒也會加強抽菸對喉部的致癌風險。

❸**慢性發炎或刺激：**例如暴露於化學物質的環境中（如芳香環碳氫化合物、甲醛、殺蟲劑、紡織及皮革纖維、鎳、鉻、石綿）、人類乳突病毒感染、疱疹病毒、放射線治療，以及胃酸食道逆流等。

沙啞2週以上最好盡速就醫

喉部構造

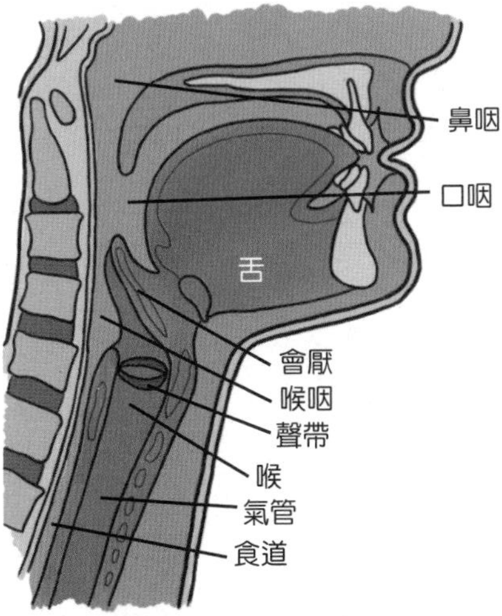

喉的側面觀

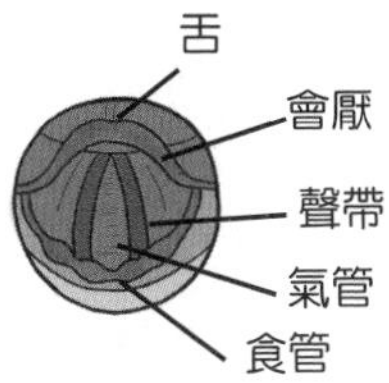

喉的內視鏡觀

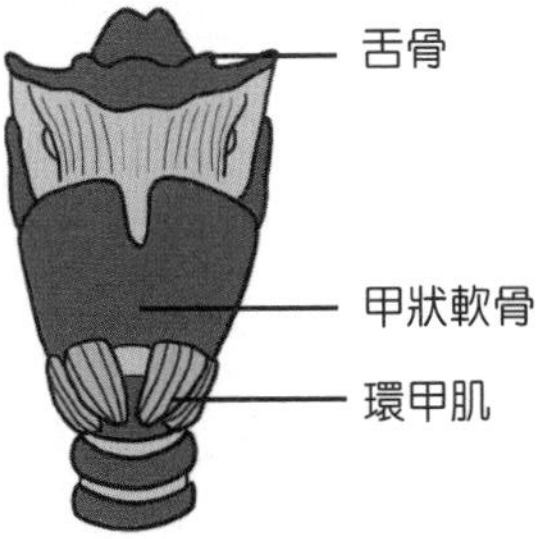

喉的正面觀

由於喉癌最容易發生在聲帶上面，因此聲音沙啞是最常見的症狀。抽菸的朋友或是經常喝酒，年齡在五十至七十歲之間，一旦出現聲音沙啞兩週以上，不管有沒有感冒，都應該找醫生檢查一下聲帶。其他症狀還包括呼吸不順、頸部長腫塊、或是吞嚥異物感等，都可能是聲門上或是聲門下腫瘤，而且有這些症狀，大多都是三期以上的喉癌了。

要檢查是否有喉癌，醫師會以軟式咽喉纖維內視鏡檢查患者下咽以及喉部，可以看出九成以上的腫瘤，至於是不是癌症，那就得安排全身麻醉做切片手術才行。如果確定是癌症，醫師緊接著會安排頸部電腦斷層或是磁振造影檢查，並配合腹部超音波和全身骨頭掃描，來決定癌症期別。這是因為確認癌症期別，才能決定要做何種手術，以及是否需要放療甚至化療。

1、2期喉癌患者不一定要切除喉嚨

在過去，喉癌的治療一向是以除惡務盡的方式為主，也就是全喉切除術，或是部分喉切除術。不過切除喉嚨後，要在頸部前面留下永久氣切口才能呼吸，但仍然無法發聲，所以必須配合語言復健治療師來做食道語、氣管食道語或是助講器來協助發聲，患者的生活品質大受影響，甚至病人容易憂鬱沮喪。

近年來，因為器官保留的觀念漸漸成為主流，也就是希望癌症患者在接受治療後能保留其吞嚥、呼吸、發聲功能，因此一、二期喉癌患者，可以先做喉內腫瘤二氧化碳雷射切除手術，再輔以放射治療，或是只單獨接受放射治療，萬一復發才需要考慮全喉切除手術。

至於三期患者，則還是以全喉切除為主，再輔以放射治療。如果有頸部淋巴腫大，則頸部淋巴廓清手術也是必須執行的，當然如果發生遠端其他器官轉移，例如肺、肝、骨頭，就必須以化療為主了。

和其他癌症相比，喉癌可以說是頭頸癌中預後較好的癌症，因為喉部被軟骨包圍，加上軟骨膜也是天然屏障，所以腫瘤不易向外擴散。而且八〇%的喉癌為聲門癌，該處淋巴系統少，不易由淋巴轉移出去，再加上容易由聲音沙啞症狀早期診斷，因此只要積極配合醫師治療，喉癌患者大多能提早發現、及早治療。

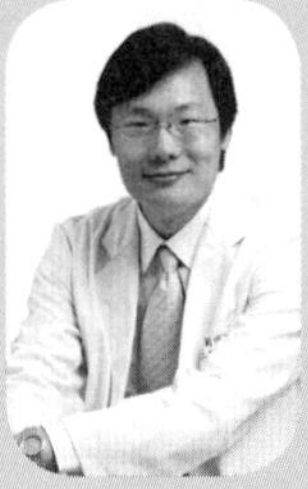

喉癌患者保健之自然營養療法處方箋

□生活處方

❶**飲食方面一定要請教營養師**，肉類盡量以白肉為主，如去皮雞胸肉、不同深海魚肉來搭配。蔬果因含有許多不同的抗癌植物化素（phytochemical），盡量多食用，唯須注意要以大量清水沖洗殘存農藥，如果能購買有機蔬果最好。而化放療時，因患者白血球可能過低以及口腔可能嚴重潰瘍破洞，不可生食。

❷有ABC者（A表alcohol喝酒、B表betel nut檳榔、C表cigarette抽菸）必須**戒菸、戒酒、戒檳榔**，否則治療後復發率較高。

❸**養成每日量體重習慣**，體重若減少五%，治療效果及預後都會下降，且併發症也會增加。

❹**隨時補充水分**，每日喝二〇〇〇至三〇〇〇毫升的白開水，喝咖啡及濃茶應注意利尿問題，有可能造成咽喉乾燥，發聲更困難。

❺**積極配合醫師治療以及追蹤檢查**。如果平時有不明原因頸部腫瘤變大、骨頭痠痛、吞嚥疼痛、頭痛、咳血，應立即回診檢查。

❻千萬**不要服用來路不明的抗癌偏方**。

❼**早睡，多休息**，盡量降低工作負荷，做有興趣的嗜好，幫助舒壓。

❽**持續輕度有氧運動**，快走、騎自行車、氣功、甩手、太極拳、土風舞或社交舞等。每日早晚各二十至三十分鐘，能幫助降低壓力，增加白血球自然殺手細胞活性，降低癌症復發。不建議游泳，因為可能造成頸部皮膚傷口蜂窩性組織炎。

❾喉癌患者如接受全喉切除者，應積極配合語言治療師的治療，早日練習出食道語，或借助助講器，

才不會自我封閉。建議應多聽演講，**參與癌友會或是宗教團體**，藉由互相幫助及扶持，重建自我信心。

□營養醫學處方（治療劑量及搭配種類應依照患者的年齡、體重、臨床症狀、藥物治療內容而有所變化）

❶**甘草蘆薈麩醯胺酸粉：**放療、化放療期間，每日一〇至三〇公克。研究發現，甘草麩醯胺酸粉可以保護消化道及口腔黏膜，並促使破損黏膜迅速恢復。

❷**硒酵母：**每日二〇〇至六〇〇微克硒酵母。硒（selenium）為抗氧化酵素麩胱甘肽過氧化酶（Glutathione Peroxidase, GPx）的重要微量元素，對於可能已形成的癌細胞，硒可經由硫氧化還原酶（Thioredoxin Reductase, TR）以及抑制環氧化酶-2（Cyclooxygenase-2, COX-2），來抑制癌細胞生成發炎與促使癌細胞凋亡。

❸**白藜蘆醇植化素：**每日二至三匙白藜蘆醇植化素萃取粉，可以增加咽喉癌對放射治療的敏感性，促進癌幹細胞的凋亡。

❹**維生素B群（包含B_1、B_2、B_3、B_6、B_{12}及葉酸）：**每日至少六毫克B_1、六・五毫克B_2、七五毫克菸鹼醯胺（B_3）、七・五毫克B_6、九〇〇微克葉酸、九微克B_{12}，可提供癌症患者於手術、化療、放射治療後肝臟解毒反應所有輔助因子，幫助身體造血、神經保護、能量產生之反應。

❺**蕈菇類萃取物：**由有益菇蕈類如靈芝、冬蟲夏草、猴頭菇等菌絲組成，含有豐富多醣體、三萜類和微量有機元素如有機鍺（Organic Germanium），所產生的多醣體具有調節免疫的功能。每日三〇〇至一〇〇〇毫克有機鍺，可誘導干擾素，干擾素又活化了自然殺手細胞和巨噬細胞，輔助殺死癌細胞，增強免疫能力和抗癌作用；另外，鍺也具有高度抗氧化作用，可以有效抵抗自由基，避免細胞DNA被破壞，導致癌

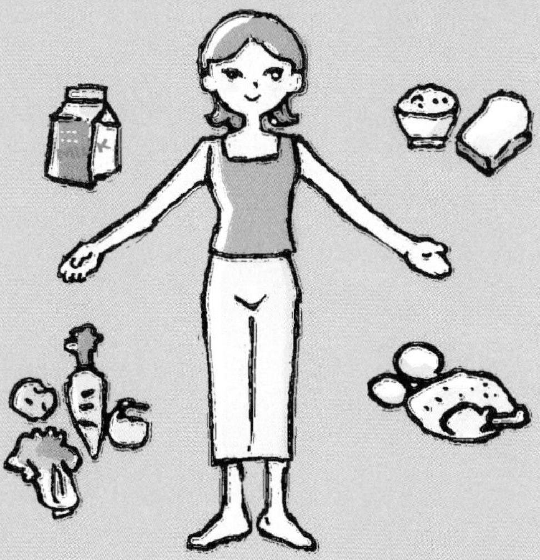

▲ 飲食要均衡，維持良好的營養，以保持體重，增強抵抗力

細胞生成。

❻ **輔酵素 Q_{10}：** 每日九〇至三〇〇毫克，可加強抗氧化，降低身體因化療及放療造成的氧化壓力，並且減少腫瘤血管新生，降低轉移機會。

❼ **維生素C及E等抗氧化劑：** 不同抗氧化劑在體內扮演不同角色，可排除自由基，抑制癌細胞增生。

❽ **天然魚油（TG型式）：** 每日二〇〇〇至三〇〇〇毫克天然魚油，其中EPA及DHA具有抗發炎、抗腫瘤的效果，可降低腫瘤轉移機會，促進癌細胞凋亡，維持體重、肌肉質量及肌肉品質。

❾ **機能性益生菌：** 每日一〇〇至三〇〇億隻益生菌，可重建腸道正常生理功能。

❿ **其餘抗氧化劑：** 包括薑黃素、前花青素、維生素E、C、D_3綠茶素等，都可以幫助癌細胞凋亡，抗自由基。

你一定要知道 36

唾液腺也會生病嗎？

一名三歲小弟弟，因為發燒、流口水，雙側臉頰腫脹，到醫院檢查後發現是流行性腮腺炎，也就是俗稱的「豬頭皮」，因為是第三類法定傳染性疾病，所以立即通報疾管署，所幸在治療後已無大礙。

而二十七歲的吳小姐，吃飯時右側下巴突然腫起來，雖然兩個小時後就漸漸消下去了，但是隔天又腫起來，而且伴隨劇痛。檢查後發現，居然是下頜腺結石症，因為石頭卡得很深，最後只好接受下頜腺切除手術，才解決下巴腫的困擾。

另外，一名五十歲的先生在洗頭時發現左耳下方有一個硬塊，壓了也不會痛，檢查後確認是腮腺腫瘤。我建議他開刀切除，可是他聽說顏面神經跟腮腺在一起，擔心開刀可能造成顏面神經痲痺，也就是眼睛無法閉合，嘴角會歪掉，於是拒絕接受。一年後，腫瘤逐漸變大，最後還是在我勸說下，接受了腮腺腫瘤切除手術。為了預防萬一，他自費使用顏面神經探測器，手術後一切順利，不但顏面神經沒有受損，腫瘤切片也確定是良性腮腺腫瘤。

不過，另外一名四十歲的蔡小姐就沒那麼幸運了。她的腮腺區長了一顆腫瘤，且生長快速。經安排腮腺腫瘤切除術後，發現是惡性

唾液腺位置圖

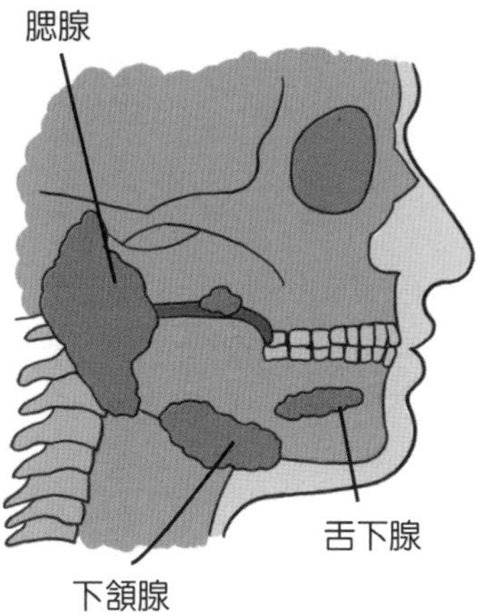

▲ 主要唾液腺的位置

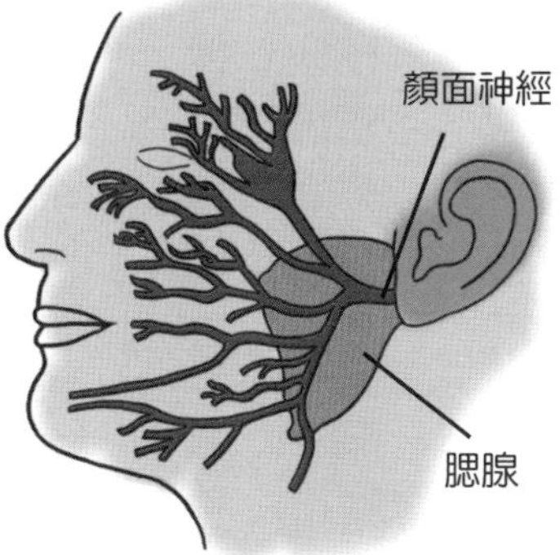

▲ 可見到密密麻麻的顏面神經穿過腮腺

腮腺腫瘤，所幸經過一系列檢查，癌細胞並未擴散至全身，所以術後只針對頸部安排放射治療，至今十年了，也都沒有復發現象。

劉醫師解惑

唾液腺分布廣、狀況多

雖然這些患者的病都不同，但都屬於唾液腺相關疾病。唾液腺是人體產生口水的腺體，共分為腮腺、下頷腺、舌下腺及其他微小腺體，主要分布在耳下前區的腮腺，頸下巴區的下頷腺，以及口腔底部的舌下腺，而其他微小唾液腺體則散布在口腔及咽喉四周。每個腺體都會產生唾液，然後經過各自的唾液腺管將唾液排至口腔中，成了大家所說的口水。

正常情況下，這些唾液腺體會分泌足量口

水，口水中含有許多酵素，尤其是澱粉酶，可幫助食物初步消化，並維持口腔清潔，降低齲齒及牙周病的發生。唾液腺跟其他組織一樣，有時也會出狀況，不管是發炎、感染、結石、腫瘤，都會讓患者相當不適，只是一般人很少會發現其實是唾液腺出了問題。

到底哪些原因會造成唾液腺疾病呢？以下是常見幾種：

❶感染：不論是病毒或細菌都有可能造成唾液腺感染。以流行性腮腺炎來說，就是感染了腮腺病毒所造成，但影響範圍除了腮腺外，還可能波及第八對聽神經，造成不可逆性的聽力喪失。甚至會影響睪丸、卵巢，造成不孕，或是感染到中樞神經系統，成為腦性後遺症。

目前幼兒施打的MMR三合一疫苗中，其中一項就是預防此種病毒。其他還包括兩歲以下小孩偶爾會感染到的巨細胞病毒或是克沙奇病毒。感染初期，可能會出現咽喉破洞潰瘍的疱疹性咽峽炎。

此外，糖尿病控制不良、尿毒症併水分不足或電解質不平衡、口腔衛生習慣差的患者，其唾液腺也容易出現細菌感染，並以金黃色葡萄球菌為主。一旦確認是細菌感染，應盡快使用抗生素並補充水分，如果出現膿瘍，則應立即進行手術處理。

❷結石：這是唾液腺體本身以及分泌管道產生結石，造成唾液無法順利排出。輕則脖子會稍微腫脹，重則病人會有嚴重疼痛感，甚至會引起唾液腺發炎化膿。

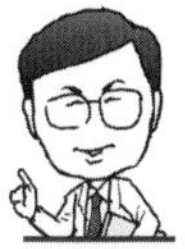

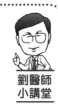

劉醫師小講堂

唾液腺手術會導致臉歪嘴斜嗎？

由於腮腺分布的地方剛好是顏面第七對腦神經處，這對神經很重要，支配了半邊臉部，包含皺眉、閉眼、微笑、噘嘴等表情運動，一旦手術不小心傷到此神經，將造成臉歪嘴斜、眼睛無法閉合、表情僵硬等症狀，甚至眼睛角膜潰瘍並影響視力。所以對醫師來說，這是挑戰性非常高的手術，特別在找不到顏面神經或是分辨不出神經與血管時，主治醫師真的會開刀開到手發抖。

所幸拜科技之賜，現在有所謂的顏面神經探測系統，醫師只要將神經探測器的探頭接近神經，皮下感應電極會立即接收到電流，在儀器上顯示肌電圖並發出聲響來提醒醫師，可以確保神經主幹及分支完整，降低手術的風險。

不過，患者的腮腺腫瘤若為惡性腫瘤，將會侵犯或包住顏面神經，為了清除腫瘤，就只能犧牲顏面神經了。

目前顏面神經探測器是健保不給付的，但幾乎所有患者為了手術安全，大多會自費增加神經監測系統。

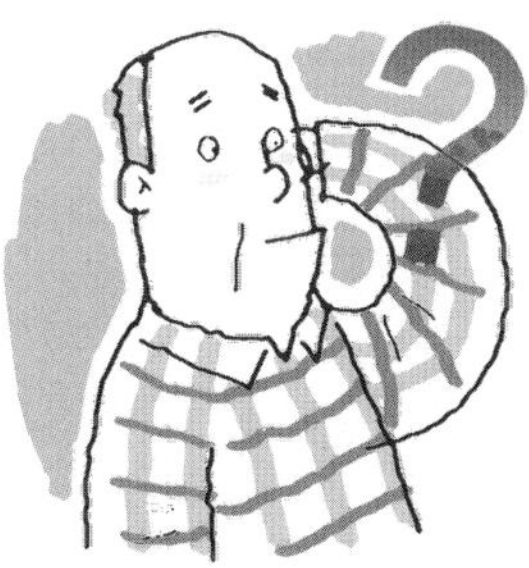

▲ 顏面神經探測系統可降低臉歪嘴斜的手術風險

一般來說，產生結石的腺體以下頜腺最常見，約占八〇%至八五%，腮腺次之，約五%至一〇%。通常醫師會依照病人的症狀來判斷結石可能發生的部位，有時候光靠觸摸就可以發現結石，不過要確認的話，還是需要透過唾液腺管攝影，或是電腦斷層檢查，以確定結石的正確部位以及結石數量。

常見的治療方式是請患者多喝水，如果無法自行排出，就必須進行手術取出結石，甚至切除整個唾液腺。

❸唾液腺炎：包括休革蘭氏症候群（Sjogren's syndrome），以及放射線唾液腺炎。前者我在前面章節已詳細介紹過，至於放射性唾液腺炎，則是頭頸部腫瘤患者因接受放射線治療所引發的炎症。通常照射劑量越大，越會導致腺體間質纖維化，之後將出現口乾症以及味覺減退或喪失等後遺症。

❹腫瘤：腺體一旦出現腫瘤，醫師會先安排患者進行頸部電腦斷層或是磁振造影檢查，並配合細針抽吸細胞學檢查，來確認腫瘤屬性。如果在手術前就已經合併顏面神經麻痺、表皮潰瘍、淋巴結腫大、或是邊緣不清楚，通常得到惡性腫瘤的機會較大。

治療以手術為主，一般下頜腺腫瘤手術較簡單，直接將下頜腺連同腫瘤一起切除即可，比較麻煩的是腮腺腫瘤。因為該部位分布著控制顏面表情肌肉的顏面神經，如果有個閃失，就會造成顏面神經麻痺。根據統計，腮腺腫瘤手術顏面神經麻痺風險大約在二%至五%不等。

你一定要知道 37

打鼾太大聲，讓另一半快要抓狂！

有一位太太陪她先生來看診，身材微胖的陳先生無奈的坐在診療椅上，原來是他的打鼾聲已經嚴重影響到太太睡眠，太太為了不傷夫妻感情，堅持不分房睡，結果自己天天吃安眠藥，弄得自己也憂鬱症。於是她的身心科醫師提醒她，應該帶先生來找我處理打鼾問題。

經過軟式咽喉內視鏡檢查和睡眠多項生理檢查（PSG）之後，確認他是扁桃體過度肥大，加上慢性肥厚性鼻炎所造成的輕度阻塞型睡眠呼吸中止症。經過手術將扁桃體切除並擴大口咽腔，再加上雷射下鼻甲體積縮減術，之後幾乎聽不見鼾聲，太太相當高興，連安眠藥都不用再服用了，當然陳先生也自覺白天精神好了許多。

打鼾原理

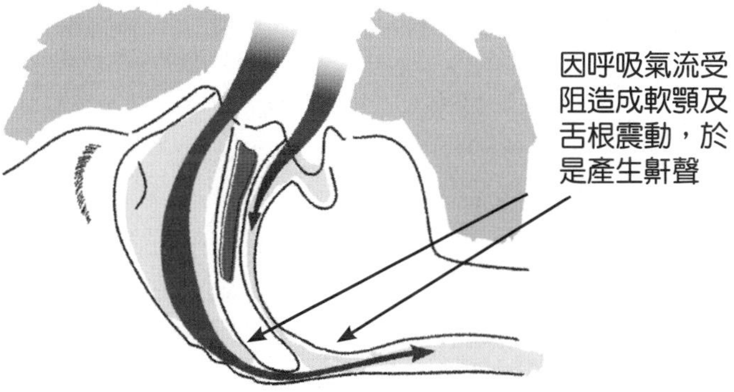
因呼吸氣流受
阻造成軟顎及
舌根震動，於
是產生鼾聲

劉醫師解惑

打鼾與呼吸不順有很大關係

簡單來說，打鼾主要是因睡眠時上呼吸道阻力增加，或是呼吸道肌肉張力減退造成咽喉通道塌陷，使人睡眠中口腔後咽軟顎、舌根產生不同頻率震動，而造成鼾聲。

耳鼻喉科醫師會檢查患者口腔、口咽、扁桃體大小、舌根厚度、鼻腔結構、鼻咽組織、負壓咽喉塌陷程度（Muller's test）等，來初步判斷打鼾的可能原因：

❶**鼻部問題：**鼻中膈彎曲、下鼻甲黏膜肥厚、鼻息肉、過敏性鼻炎、鼻腫瘤、鼻咽腺樣增殖體肥大等，因為會造成鼻塞，患者會張口呼吸，氣流於是振動鬆弛軟顎，造成打呼。

❷**口咽問題：**包括過大的扁桃體、過長的懸雍垂、睡眠時咽喉肌肉組織張力不足、短下顎或是下顎倒縮、巨舌症、舌根過厚、口咽腫瘤等。

❸**喉部問題：**會厭軟骨軟化、喉狹窄、喉炎、聲帶麻痺、喉腫瘤等。

不過打鼾所帶來的問題，並非只有吵到枕邊人這麼簡單。

張先生是一名四十歲病患，因發生車禍造成腦震盪住院，外科會診耳鼻喉科是因為他同時有流鼻血的情況。當我見到該名病患時，他微胖的身材及腫大的扁桃體馬上引起我的注意，仔細檢查還發現，他有鼻子的毛病，加上高血壓病史，我問他是否因打嗑睡造成車禍，他點點頭表示，白天不但嗜睡，連開車都非常容易打嗑睡，這是第二次因打嗑睡造成車禍了。

自我小檢測：你得了嗜睡症嗎？

讀者可以試著填寫以下的「艾普沃斯嗜睡自我評量表」，作為是否罹患嗜睡症的參考。

情況：請看打瞌睡頻率	從未（0分）	很少（1分）	一半以上（2分）	幾乎都會（3分）
❶ 坐著閱讀時				
❷ 看電視時				
❸ 在公眾場所安靜的坐著（例：戲院、會議）				
❹ 坐車連續超過 1 小時（不包括自己開車）				
❺ 在下午躺下休息時				
❻ 坐著與人交談時				
❼ 沒有喝酒的情況下在午餐後，安靜坐著時				
❽ 開車中遇到交通問題而停下數分鐘時				

測驗結果

10 分以下：正常
10 ～ 12 分：輕度嗜睡
13 ～ 17 分：中度嗜睡
18 ～ 24 分：重度嗜睡
※ 若 10 分以上，建議就醫檢查是否有睡眠呼吸中止症

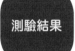

最後經過我的勸說後，為他安排了「睡眠多項生理檢查」（PSG），並約定一週後看報告。

結果出來，發現他罹患重度阻塞型睡眠呼吸中止症（Obstructive Sleep Apnea, OSA），呼吸中止指數（AHI）高達六十，最低血氧濃度約五十，後來經過二階段鼻腔及咽喉手術，他睡眠品質大好，白天開車也不太打嗑睡了。最後一次門診他說：「我車禍的原因居然是睡眠呼吸中止症，聽都沒聽過，別人還誤會我是不是喝酒開車呢。」

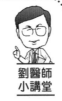

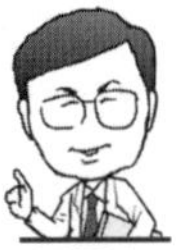

認識睡眠呼吸中止症

所謂睡眠呼吸中止症（Sleep Apnea）的定義是，每小時有五次以上，每次超過十秒的淺呼吸或是呼吸中止，而每小時淺呼吸加上呼吸中止次數，就稱為呼吸中止指數（**Apnea-hypopnea Index, AHI**）。依照發生機制不同，又將睡眠呼吸中止症分為：

- **阻塞型睡眠呼吸中止症**（OSA）：主要是咽喉鼻腔阻礙氣流通過所造成的中止症，占了呼吸中止症的九成以上。
- **中樞型**：是因為腦部病變或是其他腦部退化使得睡眠時「忘記」呼吸。
- **混合型**：也就是混合阻塞因素加上中樞因子。

想要確認自己是否得到睡眠呼吸中止症，

必須到醫院由睡眠專科醫師安排接受「睡眠多項生理檢查」（PSG）。檢查的人員稱為睡眠技師，檢查當日晚上必須在醫院睡眠醫學中心檢查室待一晚，然後技師會在你身上及頭部黏貼一些生理訊號導線，睡一晚後，就可以針對蒐集的訊號作一整理，約一週後報告就出來了。當然睡眠呼吸中止症也有嚴重程度上的差異，通常分為：

❶**輕度睡眠呼吸中止症：**AHI介於五（包含五）至十五之間。

❷**中度睡眠呼吸中止症：**AHI介於十五（包含十五）到三十之間。

❸**重度睡眠呼吸中止症：**AHI大於等於三十。

如果是孩童AHI大於等於一，就可以診斷為OSA了。

OSA好發危險族群，包括男性、年齡大於六十歲、頸圍過大（男性大於四十三公分，女性大於三十八公分）、身體質量指數BMI大於每平方公尺二十四公斤、習慣性打鼾（每週有多於三個晚上的時間）、高血壓等。

常見的併發症包括：

- **心臟病：**高血壓、冠心病、心律不整、心肌梗塞、心因性猝死。
- **腦血管疾病：**中風、記憶力及認知功能衰退、頭暈、眩暈。
- **代謝異常相關疾病：**肥胖、脂肪肝、高膽固醇、高三酸油酯、胰島素阻抗增加、血糖上升、高尿酸血症。
- **白天嗜睡**、開車易發生車禍。
- **性功能障礙：**男性陰莖血管硬化，勃起障礙。
- **腫瘤：**包括腦瘤、皮膚癌機率上升。

你一定要知道38

治療打鼾，一定要動手術嗎？

想要治療打鼾以及睡眠呼吸中止症（OSA），主要的治療方式不外乎以下幾種：

- **非手術：**包括睡眠衛生行為矯治法、減重、藥物、連續正壓呼吸器（CPAP）、口內裝置等。
- **手術：**針對上呼吸道的阻塞病變實施手術。

劉醫師解惑

打鼾確實可以透過手術加以改善

許多打鼾問題或是OSA，確實可以透過手術來改善，一般較常做的手術，主要是以下幾種：

❶**鼻部手術：**包括內視鏡微創手術，目的是矯正鼻中膈彎曲、修剪下鼻甲、切除鼻息肉、清除鼻竇炎病變，讓鼻腔呼吸順暢，改善鼻因性打鼾。

❷**鼻咽腺樣增殖體及顎扁桃體切除手術：**這是小朋友嚴重打鼾或是合併OSA常做的手術，基本上效果很好。

❸**懸雍垂顎咽整型術（UPPP）：**這是較傳統的手術，需住院及全身麻醉，主要是針對成人打鼾以及OSA患者。方法是將肥大的扁桃體切除，並適當修剪懸雍垂及一些軟顎

組織，術後口咽腔之空間會放大，手術完疼痛約持續十至十四天。

❹ **雷射懸雍垂軟顎整型術（LAUP）**：以二氧化碳雷射或其他雷射，將肥厚的軟顎組織適當修剪，以減少其體積，進而減少打鼾，術後疼痛持續約七天。

❺ **射頻（無線電波）軟顎或下鼻甲體積縮減術**：所謂射頻手術（RF），乃是利用特殊金屬針頭，將低溫電波熱能傳至軟顎或鼻甲，藉著離子振盪產生的低熱能，造成黏膜組織中的蛋白質凝固，日後軟顎及下鼻甲體積縮小，進而改善打鼾，術後幾乎不太疼痛，但是可能要重複做二至三次。

❻ **軟顎植入物手術（Pillar Implant, PI）**：軟顎植入物本身的材質，是廣泛應用在外科縫線及心臟人工瓣膜製作的Polyethylene Terephthalate（聚對苯二甲酸乙二酯），此植入物可支撐軟顎，並降低軟顎的擺動和塌陷，以改善打鼾，但是價格昂貴，約台幣四萬元，而且效果不是人人都好，所以患者必須仔細評估。

❼ **舌骨手術**：主要是將舌骨往前移位之手術，目的是避免睡眠時舌根向後塌陷，此類手術複雜，必須與醫師仔細討論其併發症、持續性。

要手術還是戴輔助器，得多打聽

只不過，打鼾手術一定能成功嗎？就我來看，要看你所說的「成功」指的是什麼？如果單純以打鼾來說，只要枕邊人說成功，就是成功。但若是針對阻塞型睡眠呼吸中止症的患者來說，手術成功是指AHI減少五〇%，而且術後AHI降到二十以下。此外，手術還要面對一些可能復發以及併發症問題。各種手術的復發率不同，有些手術會產生少數併發症，例如UPPP，可能會有吞嚥異物感，或是吃東西會嗆到鼻腔後端。

因此，大多數內科醫師會建議針對中度以及重度OSA患者，配戴連續正壓呼吸器（CPAP），而不要貿然接受手術。到底要不要開刀，其實也是許多醫師的論戰焦點，如果你正在考慮接受手術，那麼建議一定要多打聽。

雖然透過儀器和手術都可以改善或是杜絕打鼾及OSA，但我認為根本之道，還是要透過睡眠衛生行為矯治法以及減重才行。特別是肥胖患者，建議先試試自然營養療法處方。

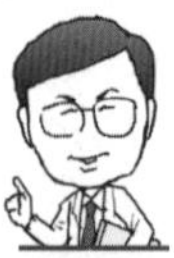

劉醫師小講堂

連續正壓呼吸器（CPAP）如何改善睡眠呼吸中止症？

連續正壓呼吸器（CPAP）的作用原理是讓你在睡眠時，先戴上適合自己臉鼻形的密封式鼻面罩或是口鼻面罩，此面罩連著一條蛇形管，另一端接到呼吸器本身，在設定壓力參數後，可以提供上呼吸道一正壓，當你在吸氣時，此正壓空氣會將塌陷的咽喉氣道重新撐開，這樣不但可以改善打鼾，連帶也改善呼吸中止引起的低血氧症，也就是讓你在睡夢中不用再缺氧了，所以CPAP可以降低OSA引起的心血管疾病，改善白天打瞌睡的現象。

不過CPAP也有其缺點，包括：

- **耐受性差：**因為睡覺時要帶著鼻罩，所以許多患者會相當排斥。根據統計，有三〇%至四〇%的患者無法接受CPAP，寧願冒著心血管疾病風險，也不願意配戴。
- **價格昂貴：**這是自費機器，健保不給付，機器分為定壓型、自動型、雙氣壓型，一般價格從三至十萬不等，許多經濟條件不好的患者配戴不起。

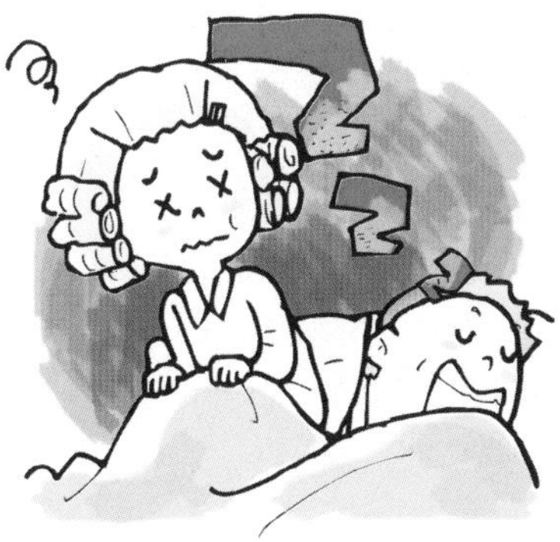

▲ 打鼾的患者通常都是被枕邊人壓來就醫的

- **身體副作用：**包括鼻腔乾燥、臉部皮膚溼疹、眼睛痠痛、胃脹氣、頭痛等。可以請技術員調整壓力，或是加裝加溫潮溼瓶等，或請醫師開些藥膏塗抹鼻孔處即可改善。

不過，AHI大於四十的OSA患者，如果配戴CPAP超過六個月後，檢測PSG，發現AHI仍然維持四十以上，就可以請領輕度身心障礙手冊，之後可向區公所申請CPAP輔具補助二萬元，這算是政府德政。

我跟患者解說時都會強調，在政府財務如此吃緊的情況下，仍要補助這類呼吸器，就是希望不要看到這些患者因為OSA長期睡眠缺氧，而造成心臟病、腦中風、猝死、癌症等併發症。

減肥與減鼾之自然營養療法處方箋

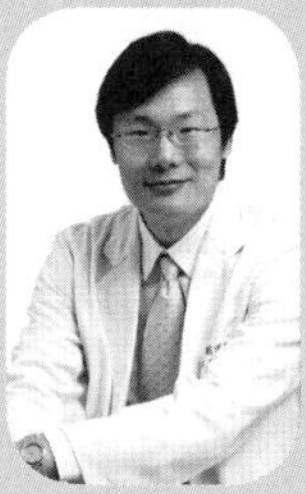

□ 生活處方

❶ **適度規律的運動：**每日規律的有氧運動，如球類、快走、慢跑、騎自行車、游泳、瑜伽、氣功等，可配合運動處方，採用不同樂趣的運動。運動不僅能幫助減輕體重，還能維持睡眠時咽喉呼吸道的肌肉張力，降低打鼾以及呼吸中止的程度。

❷ **不喝含糖飲料：**市售罐裝飲料、冷飲等，不但糖分熱量高，易增加體重，冰品還會刺激副交感神經，使得鼻黏膜腫脹，加重打鼾。

❸ **睡眠充足：**盡量晚上十點上床睡覺，並且培養良好睡眠習慣，如此可增加深度睡眠腦波比例，促進生長激素以及退黑激素的分泌。

❹ **安眠藥或鎮靜劑**、**抗組織胺藥物**會降低咽喉呼吸道肌肉張力，加重打鼾，**能避免就避免**。

❺ **要戒菸**，睡前不可喝酒。

❻ 仰睡舌頭容易向後掉，加重打鼾，所以**睡覺時盡量側睡**。有些患者會在背後貼乒乓球甚至是網球，就會自然避開仰睡。

❼ 如有**胃酸逆流會加重打鼾**，請依照本書之前所提方式來改善。

□ 營養醫學處方（治療劑量及搭配種類應依照患者的年齡、體重、臨床症狀、藥物治療內容而有所變化）

❶ **特殊減重功能性食品**（Ultra Meal Functional Food）：特殊代餐，含有啤酒花萃取物（RIAA）、洋槐萃取物（Acacia Nilotica）、植物固醇等，可以調控細胞內蛋白質激酶，幫助體重管理控制，改善打鼾以及OSA。

❷ **天然魚油（TG型式）：**每日二〇〇〇毫克天然魚油，其EPA及DHA，具有抗發炎、降低三酸甘油酯的效果，可預防OSA患者心血管疾病風險。

❸ **鈣、鎂、維生素D_3錠：**減重時容易發生骨質密度減少情形，每日一〇〇〇毫克鈣、一五〇毫克鎂、

二〇〇國際單位維生素D_3，不但可以避免骨質流失，而且鈣還可以增加咽喉肌肉的張力，避免咽喉氣道塌陷。

❹**維生素B群（包含B_1、B_2、B_3、B_6、B_{12}及葉酸）：**每日至少六毫克B_1、六・五毫克B_2、七五毫克菸鹼醯胺（B_3）、七・五毫克B_6、九〇〇微克葉酸、九微克B_{12}等，可提供減重過程中身體代謝的輔助因子，其中葉酸、B_6、B_{12}還可以降低OSA引起的心血管疾病風險。

❺**輔酵素Q_{10}：**研究顯示，習慣性打鼾患者咽喉肌肉粒腺體易損傷，每日九〇毫克的輔酵素Q_{10}，可增加全身細胞能量發電廠粒腺體的能量來源，促進脂肪分解，降低血壓，也可以提供咽喉肌肉張力能量。

❻**抗氧化劑維生素C：**每日一〇〇〇至二〇〇〇毫克的維生素C，每日分兩次服用，可以強化血管韌性，降低OSA引起的氧化壓力。

❼**硒酵母：**每日二〇〇微克硒酵母。硒（selenium）為抗氧化酵素麩胱甘肽過氧化酶（Glutathione Peroxidase，GPx）的重要構成微量元素，OSA患者缺乏硒，可能與部分癌症有關，因此OSA嚴重患者，應該適當補充。

□其他飲食指南

❶**應盡量避免以下食物：**各類果汁，精緻或低纖維麵粉所製作之麵包，果醬、果凍、糖漿和砂糖，甜點及糖果，玉米（包含爆米花），馬鈴薯（洋芋片），酒精及蘇打飲料。

❷**低升糖指數蔬菜可多樣攝取**，可增加飽足感，促進排便，協助減重，例如：蘆筍、朝鮮薊、竹筍、豆芽、青椒、甜椒、綠花椰菜、球花甘藍、芽甘藍、白花椰菜、芹菜、洋蔥、韭菜、大蒜、小黃瓜、高麗菜、茄子、綠色豆類、洋菇、秋葵、蘿蔔、荷蘭豆、海藻、海帶、番茄、白菜、瑞士甜菜、波菜等。

❸**水果是陷阱，一天水果不超過兩種**，以下高糖水果，每日應注意其限制量，例如：中型蘋果一個、葡萄十五顆、中型梨子一個、小的李子兩顆、小橘子兩顆、葡萄柚一顆、小哈密瓜四分之一個、大柳橙一個、一杯藍莓或黑莓、小桃子二顆、一又二分之一杯草莓。

【再版增訂】

聰明選購營養保健品！

根據統計，台灣人一年花在營養保健品的金額高達九百億，足足可以蓋一．五棟的台北一〇一大樓！但是，有多少人真正買對、吃對？事實上，吃保健食品最重要的是「觀念正確」，否則吃再多，不但對健康一點幫助也沒有，甚至還會有副作用，結果就是花了冤枉錢，身體還越補越大洞。

本書特別增訂保健食品的食用須知、補充禁忌、選購技巧等，快速為讀者建立買對、吃對的正確觀念。

魚油（Fish oil）

魚油有分為天然（三酸甘油酯TG型式）及合成（酯化EE型式）二種，這都是合法的魚油。但是依照台灣魚油健康食品規格標準（衛署食字0960406448號），則建議應以三酸甘油脂TG型式為主。而且有文獻指出，腸道對EE型式魚油的吸收率為二〇％以下，而且經過胃酸的作用，會衍生出微量甲醇及乙醇的代謝產物，吃久了反而會影響肝及胰臟代謝以及白血球功能。（Haber PS,1993; Alhomsi K, 2008）

如何吃：

餐前五分鐘或餐後服用。

每天EPA加DHA一〇〇〇～四〇〇〇毫克。

讀者一定要注意濃度換算，例如魚油是一粒一〇〇〇毫克，濃度一〇%的EPA加DHA只有約一百毫克，要吃到一〇〇〇毫克就要吃到十粒魚油，而濃度五五%的魚油EPA加DHA就有五五〇毫克，要吃到一〇〇〇毫克只要吃二粒，所以吃魚油一定要睜大眼睛細看濃度。

如何買：

以不含重金屬（汞、鉛）、戴奧辛、多氯聯苯等污染物的膠囊補充劑型來補充。

小叮嚀：

1. 患有凝血功能不全者，或是服用抗凝血劑阿斯匹靈、保栓通等藥物時，一定要與醫師討論。
2. 「魚油」和「魚肝油」是不同的。魚肝油，是從魚的肝臟中提煉出來，主要為維生素A和維生素D，有幫助骨骼生長、預防乾眼症等功效。魚油則是從魚肉的脂肪或魚眼窩中取得。魚肝油不可多吃，因為有可能造成維生素A中毒，造成肝臟病變。
3. 吃魚過敏的人不會對魚油過敏。

益生菌（Probiotics）	
世界衛生組織及聯合國農糧署（WHO／FAO）將益生菌定義為「活的微生物，用量充足時，對宿主可以產生健康效益」。許多傳統的發酵食品都含有益生菌，像是優酪乳、優格、味噌、泡菜等。目前做出的食品級益生菌有錠劑、粉劑、膠囊。益生菌包括多種菌屬種，如嗜酸乳酸桿菌（Lactobacillus acidophilus，A菌）、雙叉乳酸桿菌（Bifidobacterium bifidum，B菌）、龍根菌（Bifidobacterium longum）、保加利亞乳酸桿菌（Lactobacillus bulgaricus）、嗜熱鏈球菌（Streptococcus thermophilus）、Lactobacillus johnsonii、Lactobacillus paracasei、Lactobacillus casei、Bifidobacterium lactis、Saccharomyces boulardii 等等。	
如何吃： 每天一〇〇～五〇〇億隻活菌數（Colony Forming Unit, CFU）。	**如何買：** 1.建議以乾燥粉狀活菌或是膠囊補充。 2.選購能通過胃酸以及膽汁測試，並能在腸道黏膜上附著，才能達到免疫調節效果。 3.益生菌中應添加菊糖（Inulin）或果寡糖這類「益菌原」或是「益菌生」（Prebiotics），可以幫助益生菌的生長，提供更全方位的腸道保健。每日應攝取二〇～二五公克纖維質，以促進益生菌生長。

小叮嚀：
1. 如果對乳製品嚴重過敏，優酪乳及優格還是應先避免，建議以益生菌補充為優。
2. 益生菌不耐熱，購買後應放置冰箱冷藏。

左旋麩醯胺酸（L-Glutamine）

麩醯胺酸是身體肌肉含量最豐富的胺基酸，在各個組織及器官之間扮演著氮元素的運輸者，也是小腸細胞、免疫淋巴球及巨噬細胞主要的能量來源。在正常情況下，人體可以自行合成麩醯胺酸，以提供細胞在製造DNA、RNA時所需要的氮元素，幫助細胞合成以及修復，進而協助體內各種受損組織的合成以及補救；因此在正常情況之下，左旋麩醯胺酸屬於「非必需胺基酸」，但是如果遇到燒燙傷、休克、敗血症、癌症化放療時，左旋麩醯胺酸就需要靠外來補充，此時又變成「條件性必需胺基酸」。

如何吃：
每天一～三次，一次四公克。
過敏體質調整腸漏症，不必像癌症患者化放療期間用到三〇～四〇公克的高劑量。

如何買：
左旋型式麩醯胺酸，亦可添加抗發炎甘草萃取物（DGL）以及促進修復的蘆薈多醣體。

小叮嚀：

許多小麥麩質（Gluten）含有麩醯胺酸，如果攝取品質不良含有麩質的麩醯胺酸，反而有導致過敏的機會。

鎂（Magnesium）

鎂做為體內超過三百種以上酵素作用之輔因子，所參與的生理代謝反應，包含核酸和蛋白質的合成、其他礦物質和維生素C的代謝。深綠色蔬菜中含有大量鎂，其他如香蕉、杏仁、鱈魚也含有許多鎂。

如何吃：

每天一〇〇～五〇〇毫克。

如何買：

平時可以補充複方鈣、鎂、維生素D_3合併錠劑來使用。

小叮嚀：

急性氣喘發作住院時，醫師會以注射硫酸鎂來加強輔助治療。

鈣（Calcium）

骨骼的主要成分是鈣，而鎂則是關係著骨骼是否容易脆裂的元素，因為鎂在骨骼結構中具有包覆鈣質的功能，同時也可以抑制蝕骨細胞的活性，降低蝕骨作用，防止骨質流失。補充骨質營養時，最好鈣與鎂的含量是三比一的黃金比例，再加上維生素D，可將小腸內腔的鈣離子主動運輸至小腸的絨毛細胞內，增加血液中鈣離子的量，抑制骨鈣的流失。

如何吃：

建議飯後服用，一天攝取一〇〇〇～一二〇〇毫克。要同時攝取鈣、鎂和活性維生素D_3才會有最佳吸收率。

如何買：

鈣質來源分為檸檬酸鈣、葡萄糖酸鈣、磷酸鈣、碳酸鈣等，其中以檸檬酸鈣的吸收率最好，而碳酸鈣（俗稱珊瑚鈣）的鈣離子含量最多，但吸收率不佳；所以選購時必須注意其鈣質的來源。

小叮嚀：

上限攝取量為二五〇〇毫克。有尿道結石者，大量服用鈣片有可能增加結石之機率，使用前需先諮詢醫藥專業人員。

維生素C（Vitamin C）

維生素C是動物體內重要的水溶性維生素，人體無法自行合成產生。

如何吃：	如何買：
每天五〇〇～二〇〇〇毫克。	添加抗壞血酸鈣或碳酸鈣的維生素C，或是對腸胃較不刺激的酯化維生素C。

小叮嚀：

有泌尿道結石體質者應酌量攝取，並注意每日喝水三〇〇〇C.C.以上。

輔酵素Q_{10}（Coenzyme Q_{10}、Ubiquinone、CoQ_{10}）

輔酵素Q_{10}是強力抗氧化劑，可幫助其他抗氧化劑如維生素C、維生素E還原，提高體內全面的抗氧化值。

如何吃：	如何買：
每天一〇〇～三〇〇毫克。	需內含左旋肉鹼（L-carnitine）、二十八烷醇及維生素B群，才能達到有效吸收利用的效果。

硒（Selenium）

硒為體內抗氧化酵素的重要成分，存在於許多食物中，其中以南瓜、番茄、大蒜、洋蔥、海產等量最多。

如何吃：

1. 氣喘患者依輕中重度，每天二〇〇～六〇〇微克。
2. 異位性皮膚炎或其他過敏疾病，每天二〇〇～四〇〇微克。

如何買：

建議以硒酵母補充，因為以結構來說，有機硒（硒酵母、硒甲硫胺酸）比無機硒（亞硒酸鹽、硒酸鹽）在腸道吸收率較高，且較無慢性中毒的危險性，因此我建議過敏患者，應以補充硒酵母為主。

小叮嚀：

1. 硒在體內代謝物是二甲基硒，由肺部呼氣排出，具蒜味，屬於正常反應。
2. 衛生署RDA的建議是健康成人每天五〇微克，上限攝取量四〇〇微克，所以在攝取高劑量硒時，必須請教專業醫師。
3. 肝、腎功能不全者需注意劑量之調整。

鋅（Zinc）

鋅是人體內多種酵素的主要成分，也直接參與核酸、蛋白質合成、細胞分化和增殖等作用。

如何吃：

成人（或是體重大於四十公斤青少年）輕度過敏一天二〇毫克，直到過敏改善。嚴重過敏可每日補充到四〇毫克，然後一～二個月後逐漸降為每天二〇毫克。

如何買：

以精胺酸及甘胺酸螯合鋅片或是含鋅綜合抗氧化劑補充。也可以鋅溶液混和在水或是果汁中給小朋友補充，但是必須與醫師及營養師討論補充劑量。

小叮嚀：

長期超過建議量五至三十倍的鋅，會妨礙其他微量礦物質（如銅）的吸收代謝，可能發生噁心、嘔吐、嗜睡、傷害神經、造血及免疫系統之副作用。

※維生素B群食用須知、補充禁忌、選購技巧請見《疾病，不一定靠「藥」醫》。

【二〇二〇年增訂】

醫師教你6招，增強免疫力，不怕病毒來侵襲！

Q1 新冠肺炎、流感、感冒症狀有何差異？

會引起普通感冒（common cold）的病毒大約有兩百多種，必較熟知的有鼻病毒、副流行性感冒病毒、腺病毒、呼吸道細胞融合病毒等等，潛伏期約一天，很少發燒，通常有輕微咳嗽、流鼻水、輕微頭痛等症狀，一般來說幾天就可以自動痊癒，很少有併發症，通常也不需要服用藥物。

而流行性感冒，簡稱流感（influenza, flu），是一種RNA的流感病毒，在病毒學分類上，流感病毒屬正黏液病毒科，可分為A、B、C三種類型。

A型流感病毒能感染人、禽、豬、馬、海豹、鯨魚及其他動物，但野生禽類是這種病毒的天然宿主。A型流感病毒總是會變異，也就是說即使有打過流感疫苗，隔年還是要依據可能的變異重新施打疫苗。

其變異是發生在病毒表層的兩種蛋白質，這兩種蛋白質分別為血球凝集素（HA）

和神經氨酸酶（NA），其中HA有十五個亞型，NA有九個亞型，而HA和NA兩種蛋白質可能形成多種組合。目前只有幾種A型流感病毒亞型在人群中普遍傳播（H1N1、H1N2和H3N2）。

其他亞型病毒主要見於各種動物，例如能夠導致馬群感染的H7N7和H3N8型病毒；禽流感則是由H5N1型病毒所引起，雞隻容易感染，目前偶而發生傳染給人的個案，不過不至於造成人類大流行。

B型流感病毒通常只見於人與人之間傳染，B型與A型流感病毒不同的是，這種病毒不會迅速變異，也沒有亞型分類，比較不會導致重大疫情。C型流感病毒只會導致人體出現輕微病狀，不會導致重大流感疾病或疫情。

基本上，流感症狀比較強烈，包括：發高燒、畏寒、頭痛、肌肉關節疼痛等等。如果免疫力低下，容易併發肺炎、鼻竇炎、支氣管炎、中耳炎，甚至心肌炎、腦炎等。一經診斷，最好給予抗病毒藥物以及相關支持療法，以縮短病程及不適感。當然，如果可以，也應該在每年政府宣導期間注射流感疫苗，以降低感染率。如果接受過疫苗注射還是感染的話，其併發症機會也會下降許多。

Q2 感染新冠肺炎，也可能像B肝一樣無症狀？

最近新型冠狀病毒COVID-19（簡稱新冠病毒）的疫情橫掃全世界，帶來的衝擊已經是無法估計，新冠病毒為一群有外套膜的RNA病毒，外表為圓形，在電子顯微鏡下可看到類似皇冠的突起因此得名。

已知會感染人類的冠狀病毒包括alpha CoV的HCoV-229E，HCoV-NL63以及beta CoV的HCoV-HKU1, HCoV-OC43, MERS-CoV, SARS-CoV，和最新發現的2019-nCoV。相信大家對於SARS以及MERS並不陌生，台灣之前因為有抗SARS的經驗，所以我們醫療體系在新冠病毒初始階段就一直以超前部署的防疫措施來提醒國人注意，包括勤洗手、戴口罩、重消毒、建議減少出入人群聚集的場合等等。

感染新冠病毒的症狀，從目前資料統計發現，在受感染二到十四天後會出現發燒、咳嗽、呼吸急促、肺炎，嚴重者會併發呼吸衰竭而死亡。而約有五%的患者出現喉嚨痛和類似鼻過敏流鼻水症狀。另外，一至二%的患者有腹瀉、噁心和嘔吐的情形，部分患者會有嗅覺味覺減弱甚至喪失的情形，甚至還有無症狀感染者。

其中最麻煩的是新冠病毒在呼吸道系統會造成嚴重發炎，當肺部感染之後，其發炎所引發的細胞激素風暴，會造成肺泡組織細胞無法執行氣體交換。簡單說，即使患者用力呼吸或是用上呼吸器，也無法將氧氣送進人體細胞當中，這情形有如溺水一般，到最後患者會因呼吸衰竭而死亡。

感染新冠病毒後，有可能成為無症狀帶原患者，並且在不自覺情況下將病毒傳給其他人。根據國際期刊《Nature》發表了一篇報告，指出約三〇%至六〇%的新冠感染者是無症狀或者症狀相當輕微，不過他們的傳播病毒的能力並不低，而且麻煩的是這些隱性感染者可能會造成疫情無法完全根除，甚至會引發新一波的疫情暴發。

Q3 新冠肺炎如何傳染？

新冠病毒可以透過飛沫、痰液、黏液，直接或是間接接觸到人體黏膜組織，包括鼻黏膜、口腔黏膜，甚至是眼球表面黏膜而感染。

研究也發現，新冠病毒的棘蛋白（spike protein）會與人類細胞表面的ACE2受體作用，並與第二型嵌膜絲胺酸蛋白酶（TMPRSS2）作用而被活化，其中ACE2主要大量表現在特定段支氣管，如副小葉支氣管分支（subsegmental bronchial branches）的前驅細胞（progenitor cell）的某些細胞中。

所以站在預防角度，建議外出盡量戴口罩、勤洗手，尤其是摸口鼻及眼睛前一定要洗手。用餐盡量熟食，不要到人潮擁擠的地方，而手機、電腦鍵盤、辦公桌面、門把、電梯按鍵等等要經常消毒。戶外保持一公尺、室內保持一．五公尺的社交距離是必要的，如無法保持，則一定要戴口罩後才方便交談。

Q4 如何預防新冠肺炎？

站在生活型態以及營養醫學角度來看，做到以下幾點可以有效提升自身免疫力，以降低感染風險：

1. **飲食以多蔬果型態為主：**多蔬果，尤其攝取各類五顏六色蔬菜的彩虹飲食更佳，這樣不但可以攝取足夠的植化素，也可以增加各類抗氧化物質，降低發炎，其中纖維可以提供腸道好菌營養，並且產生短鏈脂肪酸，保持腸道細胞完整，建構強而有力的腸道免疫。

2. **可攝取發酵食品：**包括優酪乳、優格、味噌、泡菜等，或是直接補充益生菌，以增加腸道好菌，降低腸漏症，強化免疫功能。

3. **減少加工或是精緻食品：**過甜、過多飽和油脂、過鹹、食品添加劑等等，都或削弱免疫系統，讓自己陷入容易感染體質。

4. **舒壓以及正念：**過度緊張以及焦慮會過度增加腎上腺素以及皮質醇，大大削弱免疫力。正念（mindfulness）可以降低自律神經失調，緩和身體過高的壓力荷爾蒙，建議多做靜坐冥想或是觀想呼吸，凡事想好的，壓力降低後，免疫力自然會增加。有關腹式呼吸以及冥想技巧可以參考《營養醫學減重奇蹟》第一六五頁。

5. **適度運動：**請以持續、適中、享受的方式進行喜愛的運動，維持良好的運動習慣可以降低身體發炎狀態，減少肌肉流失，維持免疫系統的強度，改善血糖、血壓等指數，別忘了，三高以及肥胖是感染新冠病毒以及併發肺炎的風險因子。

6. **充足的睡眠：**睡眠不足或是睡眠效率變差，會讓身體修復力大大降低，罹患一般感冒也不容易痊癒，更何況面對流感或是新冠病毒的猛烈攻擊，打呼甚至是睡眠呼吸中止症也必須治療，因為睡眠缺氧，會增加氧化壓力指標以及發炎激素，免疫細胞活力也連帶受到影響。

面對新冠病毒的猛烈攻擊，我們必須要更了解其傳染模式，並以智取，方能化險為夷。

完全根治耳鼻喉疾病【暢銷新裝版】

｜眩暈｜耳鳴｜鼻過敏｜咳嗽｜打鼾｜

劉博仁醫師的營養療法奇蹟 ④

作　　者：劉博仁
特約編輯：凱特
美術設計：我我設計工作室
內頁插畫：劉素臻、黃筑歆

主　　編：黃信瑜
責任編輯：何　喬
社　　長：洪美華

出　　版：幸福綠光股份有限公司
地　　址：台北市杭州南路一段 63 號 9 樓之 1
電　　話：(02)23925338
傳　　真：(02)23925380
網　　址：www.thirdnature.com.tw
E-mail：reader@thirdnature.com.tw
印　　製：中原造像股份有限公司
初　　版：2015 年 02 月
三版 1 刷：2020 年 05 月
四版 2 刷：2023 年 12 月
郵撥帳號：50130123 幸福綠光股份有限公司
定　　價：新台幣 380 元（平裝）

ISBN 978-626-96297-7-0

總經銷：聯合發行股份有限公司
新北市新店區寶橋路 235 巷 6 弄 6 號 2 樓
電話：(02)29178022 傳真：(02)29156275

國家圖書館出版品預行編目資料

完全根治耳鼻喉疾病【暢銷新裝版】——眩暈、耳鳴、鼻過敏、咳嗽、打鼾：劉博仁醫師的營養療法奇蹟④ / 劉博仁著. – 四版. -- 臺北市：新自然主義，幸福綠光，2022.11
面；　公分

ISBN 978-626-96297-7-0（平裝）
1. 耳鼻喉科　　2. 問題集

416.8022　　111016815